# ORICCHIO GENNARO

## *BIOLOGO NUTRIZIONISTA CILENTANO*

# LONGEVITÀ

# NEL CILENTO

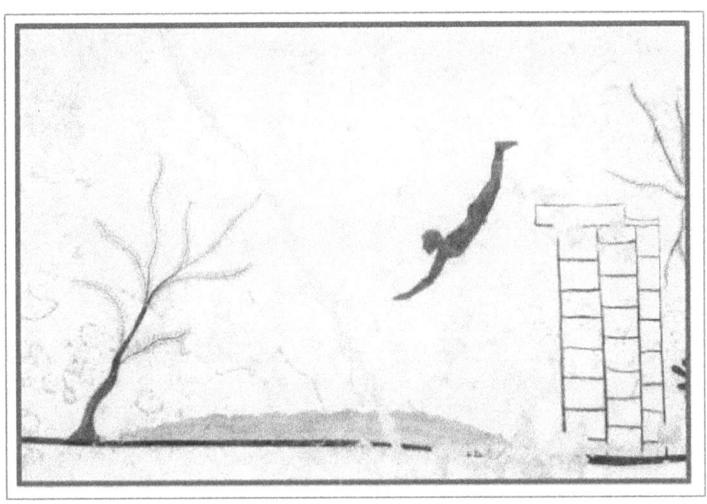

**Codice ISBN: 9798322162285**

"La salute non è tutto,
ma senza salute
tutto è niente".
(A. Schopenhauer)

Benvenuti, grazie per aver scelto questo scritto,
Buona lettura.



Finito in Agropoli (SA), 2024

# Disclaimer:

Questo libro, "LONGEVITÀ NEL CILENTO", è stato scritto con l'intento di fornire informazioni, storie e consigli ispirati dalla regione del Cilento in Italia, nota per la longevità e la salute dei suoi abitanti. È importante notare che le informazioni contenute in questo libro sono fornite a solo scopo educativo e non devono essere intese come sostitutive di consigli medici professionali, diagnosi o trattamento.

L'autore non è responsabile per eventuali inesattezze o omissioni, né per qualsiasi conseguenza derivante dall'uso delle informazioni qui presentate. Le tecniche e i suggerimenti relativi alla dieta, all'esercizio fisico e allo stile di vita descritti nel libro sono basati su tradizioni regionali e ricerche scientifiche fino alla data di pubblicazione, e potrebbero non essere adatti a tutti gli individui o a tutte le situazioni.

Si consiglia vivamente ai lettori di consultare un medico o un biologo nutrizionista prima di apportare qualsiasi cambiamento significativo alla propria dieta, al regime di esercizio fisico o allo stile di vita, soprattutto se si soffre di condizioni mediche preesistenti.

Le storie e gli esempi di persone e luoghi presenti nel libro sono inclusi per arricchire il contenuto e offrire una visione più ampia sulle pratiche e le abitudini legate alla longevità nel Cilento. Tuttavia, questi non devono essere considerati come una garanzia di risultati simili per chiunque adotti approcci simili.

In definitiva, "Longevità nel Cilento" è un viaggio attraverso le tradizioni, la cultura e la scienza della longevità, e spero che offra ai lettori spunti preziosi e ispirazione per una vita più sana e più lunga.

# CITAZIONI SULLA LONGEVITÀ:

### Sulla natura della longevità:
"La vita è breve, l'arte è lunga." - *Ippocrate*
"Non è la durata, ma la profondità della vita che conta." - *Ralph Waldo Emerson*
"L'uomo non muore mai, se lascia qualcosa di immortale." - *Thomas Carlyle*
"La longevità non è un merito, ma un dono." - *Seneca*

### Sul rapporto tra longevità e qualità della vita:
"Una vita lunga può non essere buona abbastanza, ma una buona vita è lunga abbastanza." - *Seneca*
"Non è il numero degli anni che conta, ma la vita che metti negli anni." - *Abraham Lincoln*
"Più a lungo si vive, più si vede, più si impara, più si diventa capaci di amare." - *George Sand*
"Il segreto per invecchiare bene è vivere onestamente, mangiare poco e dormire molto." - *George Washington*

### Sull'invecchiamento e la morte:
"La morte non è il contrario della vita, ma una parte di essa." - *Haruki Murakami*
"La vecchiaia non è altro che una seconda infanzia." - *Aristotele*
"Non temere la morte, ma temere di non aver vissuto abbastanza." - *Seneca*
"Il vero viaggio della scoperta non consiste nel cercare nuove terre, ma nell'avere nuovi occhi." - *Marcel Proust*

### Citazioni ironiche e divertenti sulla longevità:
"Un uomo di novantaquattro anni non ha bisogno del medico: può morire tranquillamente da solo." - *Totò*

"Studi scientifici hanno dimostrato che le persone che festeggiano più compleanni vivono più a lungo..." - *George Burns*

"La vita è come una partita a tennis: l'importante è servire bene." - *Voltaire*

## Citazioni da autori italiani:

"La longevità è una condanna se non è accompagnata dalla salute." - *Francesco Petrarca*

"Il tempo è un gran tiranno, ma è pur l'unico che ci possa far dimenticare i torti che ci ha fatto." - *Giacomo Leopardi*

"La vita è un viaggio, e come tale ha una sua bellezza, anche se il tragitto è accidentato e la destinazione incerta." - *Italo Calvino*

"Invecchiare è un'arte, e come tutte le arti richiede esercizio." - *Tiziano Vecellio*

## Proverbi e detti popolari:

"Chi campa cent'anni, ne vede di tutti i colori."

"Meglio vivere un giorno da leone che cento da pecora."

"L'uomo è come il vino: più invecchia, più diventa pregiato."

"La vita è come una cipolla: togli un velo e ne trovi un altro."

# Prefazione

In "LONGEVITÀ NEL CILENTO", ci immergiamo nella regione italiana del Cilento, esplorando non solo il segreto della sua storica longevità, ma anche il modo in cui gli abitanti di questa terra hanno mantenuto una vita sana e attiva. Questo libro non è solo un viaggio attraverso la storia, la cultura e le tradizioni alimentari di questa area unica, ma si focalizza in modo particolare sui metodi e le strategie per un dimagrimento efficace, adottando gli stessi principi che hanno contribuito alla longevità e al benessere della popolazione cilentana.

Scopriremo come, negli ultimi due millenni, gli abitanti del Cilento abbiano vissuto vite sorprendentemente lunghe, affrontando questioni complesse quali i limiti biologici della vita media e i recenti progressi scientifici, come la riprogrammazione cellulare e l'aumento dell'autofagia. Verranno esaminate recensioni su opere significative nel campo della longevità e approfonditi studi e ricerche che illuminano questo affascinante argomento.

Il fulcro del libro, tuttavia, si concentra sullo sviluppo di un piano alimentare basato sulla dieta mediterranea cilentana, arricchito da esempi di pasti quotidiani e settimanali e tecniche per calcolare il fabbisogno calorico individuale. Questo approccio non solo favorisce un dimagrimento efficace e sostenibile, ma enfatizza anche l'importanza di una nutrizione equilibrata e ricca di prodotti autoctoni, come l'olio d'oliva extravergine, il latte di capra, le alici, i legumi e le verdure tipiche del territorio.

In "LONGEVITÀ NEL CILENTO", il lettore troverà una guida completa non solo per comprendere i segreti della longevità cilentana, ma anche per adottare uno stile di vita che promuova la salute, il benessere e una gestione efficace del peso corporeo. Attraverso l'interazione armoniosa di dieta, ambiente e cultura, questo libro invita a scoprire come l'antica saggezza cilentana possa essere integrata nella vita moderna per un'esistenza più lunga, più sana e più appagante.

L'antica saggezza cilentana si manifesta in uno stile di vita che ha radici profonde nella cultura e nella storia di questa splendida regione del Sud Italia. Al cuore di questa saggezza c'è la dieta cilentana, una tradizione alimentare unica che si distingue per il suo approccio naturale al cibo e alla nutrizione. Questa dieta si concentra su alimenti semplici e genuini, valorizzando la freschezza e la qualità dei prodotti locali.

La saggezza degli anziani cilentani ci insegna l'importanza di un rapporto stretto e rispettoso con la terra. Essi coltivano con cura i loro orti e campi, trarne i frutti e le verdure che sono poi le basi delle loro tavole. Gli ulivi e i vigneti, curati con dedizione, forniscono olio e vino di eccellente qualità, mentre il mare regala pesce fresco, un altro pilastro di questa dieta salubre.

Il segreto della longevità nel Cilento, tuttavia, non risiede solo nella qualità del cibo. La saggezza cilentana comprende anche il valore delle relazioni sociali e della vita comunitaria. Le famiglie e gli amici si riuniscono spesso per condividere i pasti, creando un senso di appartenenza e sostegno che va ben oltre il semplice nutrirsi.

L'attività fisica, poi, è integrata naturalmente nella vita di tutti i giorni. Gli anziani cilentani non si affidano a esercizi strutturati in palestra; piuttosto, la loro forma fisica deriva dal lavoro manuale nei campi, dalle passeggiate nei sentieri collinari o dalle nuotate nelle acque cristalline del Mediterraneo.

Infine, la saggezza cilentana è una lezione di semplicità e moderazione. La vita qui insegna che la felicità e la salute non derivano dall'abbondanza materiale o dai piaceri effimeri, ma piuttosto dal godere delle piccole cose, dalla gratitudine per ciò che si ha e dal vivere in armonia con il mondo che ci circonda.

In sintesi, la saggezza cilentana per una vita lunga e sana è un mosaico di alimentazione naturale, legami sociali forti, attività fisica quotidiana e un approccio alla vita basato sulla semplicità e sulla gratitudine. Questi insegnamenti, radicati nella tradizione e nella cultura del Cilento, offrono preziose intuizioni per chiunque desideri intraprendere un percorso verso un'esistenza più sana e appagante.

# LA TOMBA DEL TUFFATORE DI PAESTUM E LA LONGEVITÀ

Nel cuore del Cilento si erge Paestum, un sito archeologico di inestimabile valore, famoso per i suoi templi greci e, soprattutto, per un affresco unico nel suo genere: la Tomba del Tuffatore. Questa immagine, un uomo in volo verso l'acqua, è diventata un simbolo di passaggio e di transizione, un legame tra il mondo terreno e quello sconosciuto.

## IL SIMBOLISMO DELLA TOMBA DEL TUFFATORE

La Tomba del Tuffatore, risalente al 480 a.C., rappresenta un giovane in procinto di tuffarsi in un bacino d'acqua. Quest'immagine è stata interpretata come una metafora della vita e della morte, del viaggio dell'anima, ma anche come una rappresentazione della gioia e della libertà dell'esistenza.

Collegamenti con la Longevità

## 1. IL SALTO NEL TEMPO:

- Il tuffo rappresenta il passaggio del tempo, simile al percorso della vita umana dalla nascita alla vecchiaia, con un accento sulla continuazione e sulla rigenerazione.

## 2. ARMONIA CON LA NATURA:

- Il tuffatore in armonia con l'acqua simboleggia l'equilibrio e l'armonia con la natura, concetti fondamentali per una vita lunga e sana nel Cilento.

## 3. LIBERTÀ E VITALITÀ:

- Il movimento dinamico e la libertà del tuffatore riflettono la vitalità e l'energia, aspetti cruciali della longevità.

## 4. UN PONTE TRA IL PASSATO E IL PRESENTE:

- L'affresco connette le antiche credenze sulla vita e la morte con la moderna ricerca sulla longevità, mostrando come la ricerca del benessere e della longevità sia un tema universale e senza tempo.

La Tomba del Tuffatore di Paestum non è solo un patrimonio archeologico, ma anche un simbolo profondo che ci lega alle radici della civiltà e della ricerca di significato. La sua analogia con la longevità è una testimonianza di come la ricerca di una vita lunga, sana e piena di significato sia un viaggio umano universale, che attraversa tempo e cultura. Questa immagine, portata in copertina, non è solo un omaggio al patrimonio del Cilento, ma anche un richiamo alla profonda saggezza che può ispirare ognuno di noi nella ricerca di una vita appagante.

## LONGEVITÀ: PERCHÉ INVECCHIAMO E PERCHÉ NON DOBBIAMO FARLO

di David A. Sinclair è un libro rivoluzionario che esplora in profondità il processo di invecchiamento e offre un'analisi avvincente su come possiamo rallentare o addirittura invertire questo processo inevitabile.

Sinclair, rinomato scienziato e professore di genetica alla Harvard Medical School, presenta una prospettiva stimolante sul nostro approccio all'invecchiamento.

Attraverso una narrazione coinvolgente, condivide le sue ricerche pionieristiche e offre una visione ottimistica su come possiamo modificare il nostro destino biologico.

Il libro affronta concetti complessi in modo accessibile, guidando i lettori attraverso il ruolo cruciale della genetica, dell'epigenetica e delle influenze ambientali nel determinare il processo di invecchiamento.

Sinclair illustra come le nostre scelte quotidiane, come la dieta e lo stile di vita, possano influenzare il modo in cui invecchiamo e come possiamo adottare strategie per rallentare il deterioramento del nostro corpo.

Ciò che rende questo libro così stimolante è la prospettiva di Sinclair sul futuro della longevità umana.

Egli esplora la possibilità di estendere la durata della vita umana attraverso l'attivazione di determinati geni che controllano il processo di invecchiamento, aprendo la strada a trattamenti e interventi innovativi.

## SINCLAIR E LA TEORIA DEL VECCHIAIA COME "MALATTIA"

Sinclair presenta l'invecchiamento come una "malattia" che, teoricamente, può essere trattata e persino prevenuta. Esplora le ultime scoperte scientifiche che suggeriscono come possiamo potenzialmente rallentare o invertire gli effetti dell'invecchiamento.

## LONGEVITÀ NEL CILENTO: UNA PROSPETTIVA PRATICA

Nel Cilento, la longevità non è solo una questione di ricerca scientifica ma una realtà vissuta quotidianamente. Qui, si osserva un'elevata percentuale di ultracentenari che vivono vite attive e sane. Come può la scienza di Sinclair essere intesa e applicata qui?

### 1. STILE DI VITA E GENETICA:
  - L'approccio di Sinclair enfatizza l'importanza dell'epigenetica e dello stile di vita. Nel Cilento, questo si traduce in una dieta mediterranea, attività fisica regolare e un forte senso di comunità, tutti fattori chiave nella promozione della longevità.

### 2. AUTOFAGIA E RIPROGRAMMAZIONE CELLULARE:
  - Le ricerche di Sinclair sull'autofagia e sulla riprogrammazione cellulare trovano riscontro nelle abitudini alimentari cilentane, che includono il digiuno intermittente e l'alto consumo di cibi antiossidanti.

### 3. PREVENZIONE PIUTTOSTO CHE CURA:

- Nel Cilento, la longevità non è il risultato di cure mediche avanzate, ma piuttosto di una vita di prevenzione attraverso scelte salutari.

Sinclair evita il linguaggio tecnico e utilizza esempi pratici e storie coinvolgenti per rendere le sue idee accessibili a un vasto pubblico.

La sua passione per il tema della longevità è evidente, trasmettendo ottimismo e speranza riguardo alle potenzialità di migliorare la salute e la longevità umana.

In definitiva, "LONGEVITÀ: PERCHÉ INVECCHIAMO E PERCHÉ NON DOBBIAMO FARLO" è un libro straordinario che non solo educa e informa, ma ispira.

È una lettura imperdibile per chiunque sia interessato a comprendere il processo di invecchiamento e desideri esplorare le possibilità scientifiche e pratiche per vivere una vita più sana e più longeva.

# PARCO NAZIONALE DEL CILENTO, VALLO DÌ DIANO E ALBURNI: UNA TERRA DÌ BELLEZZA E STORIA

Il Cilento, una terra di inestimabile bellezza nel cuore del Sud Italia, custodisce al suo interno un gioiello naturale e storico: il Parco Nazionale del Cilento, Vallo di Diano e Alburni. Questo capitolo si addentra nelle profondità di questa straordinaria area, esplorando la sua ricchezza naturale, storica e culturale.

## UN PAESAGGIO MOZZAFIATO

Il Parco Nazionale del Cilento, Vallo di Diano e Alburni, istituito nel 1991, si estende su una vasta area che abbraccia montagne imponenti, colline dolcemente ondulate, valli incantate e un litorale che affaccia sul cristallino Mar Tirreno. Questo variegato paesaggio non è solo una meraviglia naturale, ma è anche un habitat prezioso per una ricca biodiversità, ospitando numerose specie di flora e fauna.

## UN CROCEVIA DÌ CIVILTÀ

Questo parco non è soltanto una meraviglia naturale, ma anche un luogo dove si intrecciano le tracce di civiltà antiche. Qui, resti archeologici greco-romani convivono con testimonianze medievali, narrando storie di popoli e culture che hanno segnato la storia di questa terra. Siti come gli antichi templi di Paestum, la città greca di Velia e le grotte di Pertosa-Auletta offrono una finestra su un passato affascinante e variegato.

## LA CULTURA DEL CILENTO

La vita nel Cilento, sia all'interno che all'esterno del parco, è impregnata di una cultura profondamente radicata. Le tradizioni gastronomiche, le festività locali e il folklore sono espressioni vivide di un patrimonio culturale che continua a prosperare. Il parco stesso diventa palcoscenico di queste espressioni culturali, con eventi e festival che celebrano l'identità cilentana.

## PRESERVAZIONE E SOSTENIBILITÀ

Il Parco Nazionale del Cilento, Vallo di Diano e Alburni è anche un simbolo di impegno nella preservazione dell'ambiente e nella promozione dello sviluppo sostenibile. Gli sforzi per proteggere la sua biodiversità e il suo paesaggio sono esemplari, facendo del parco un modello di gestione ambientale e un faro per il turismo ecosostenibile.

## UN RIFUGIO DÌ PACE E BELLEZZA

Questo parco nazionale offre ai suoi visitatori non solo un rifugio dalla frenesia della vita moderna, ma anche un'opportunità unica per immergersi nella natura, nella storia e nella cultura. Ogni passeggiata tra i suoi sentieri, ogni scoperta nei suoi siti archeologici e ogni momento di contemplazione di fronte ai suoi panorami diventa un'esperienza indimenticabile.

Il Cilento e il suo parco nazionale rappresentano un patrimonio di inestimabile valore, un angolo di mondo dove la bellezza naturale si fonde armoniosamente con la ricchezza storica e culturale. La sua esistenza è un invito a rallentare, a riflettere e a godere delle meraviglie che solo una terra così antica e viva può offrire. Un viaggio nel Cilento è più di una semplice visita; è un'immersione in una storia millenaria e in un paesaggio che continua a stupire e ispirare.

## INTRODUZIONE ALLA REGIONE DEL CILENTO

Il Cilento, una terra ricca di storia, cultura e natura incontaminata, è situato nel cuore del Mediterraneo meridionale, incastonato tra le coste cristalline e le montagne rigogliose del sud Italia. Questa regione non è soltanto un luogo di straordinaria bellezza, ma anche una culla di tradizioni antiche e di una ricchezza culturale che si esprime in modo unico attraverso la sua gente, la sua cucina e il suo stile di vita.

Il Cilento è più di una semplice regione geografica; è un mosaico di storie, sapori e conoscenze che si sono tramandate di generazione in generazione. Le sue radici affondano in una storia che si estende da miti antichi e civiltà scomparse, arricchendosi nel corso dei secoli con influenze greche, romane e bizantine.

## IMPORTANZA DEL CILENTO NELLO STUDIO DELLA LONGEVITÀ

La fama internazionale del Cilento non deriva solo dalla sua bellezza mozzafiato o dalla sua ricca storia, ma anche dalla notevole longevità dei suoi abitanti. Questa regione è emersa come un punto focale per gli studiosi che indagano i segreti di una vita lunga e in salute. Le ricerche condotte nel Cilento offrono intuizioni preziose su come fattori ambientali, genetici, dietetici e stili di vita contribuiscano a una longevità eccezionale.

In queste pagine, esploreremo non solo le tradizioni culinarie e le abitudini di vita del Cilento, ma anche come questi aspetti si intreccino con la scienza moderna per svelare i misteri di una vita lunga e prospera. Scopriremo insieme che la Longevità nel Cilento non è semplicemente il risultato di una dieta o di un gene fortunato, ma è l'espressione di una filosofia di vita, un equilibrio tra mente, corpo e spirito che si manifesta in ogni aspetto della vita quotidiana.

In questo viaggio, attraverseremo paesaggi incantevoli e incontreremo persone straordinarie, mentre sveliamo i segreti di una delle comunità più longeve del mondo. Benvenuti nel cuore pulsante del Cilento, dove ogni giorno è un passo verso la scoperta dei segreti della longevità.

# LONGEVITÀ

## DURATA MEDIA DELLA VITA NEGLI ULTIMI 2000 ANNI: UN VIAGGIO AFFASCINANTE

L'aspettativa di vita media è un indicatore chiave del benessere di una popolazione. Negli ultimi 2000 anni, essa ha subito un'evoluzione sensazionale, passando da una media di 25-30 anni a oltre 70 anni a livello globale. In questo capitolo, viaggeremo attraverso il tempo per esplorare i fattori che hanno influenzato la durata media della vita nel corso della storia.

L'antichità:

Nell'antichità, la vita media era molto breve. Le cause principali di morte erano malattie infettive, malnutrizione, scarsa igiene e mortalità infantile. L'aspettativa di vita era inferiore ai 30 anni per la maggior parte della popolazione.

Medioevo:

Nel Medioevo, la situazione non migliorò di molto. Le guerre, le carestie e le epidemie continuarono a mietere vittime, soprattutto tra le fasce più povere della popolazione. L'aspettativa di vita si aggirava intorno ai 30-35 anni.

Età moderna:

A partire dal XVI secolo, si iniziarono a vedere i primi segni di miglioramento. L'aumento della produzione alimentare, il miglioramento delle condizioni igieniche e l'avvento della medicina moderna contribuirono ad aumentare l'aspettativa di vita. Nel XIX secolo, la media raggiunse i 40-50 anni in Europa e Nord America.

XX secolo:

Il XX secolo fu un periodo di grandi progressi in campo medico e scientifico. La scoperta di antibiotici, vaccini e nuove terapie permise di debellare molte malattie infettive che in passato erano fatali. L'aspettativa di vita media nei paesi sviluppati raggiunse i 70-80 anni.

XXI secolo:

Nel XXI secolo, l'aspettativa di vita continua ad aumentare in tutto il mondo. I fattori che contribuiscono a questo trend includono:

Migliore accesso all'acqua potabile e all'alimentazione.
Progressi nella medicina e nella tecnologia.
Aumento del livello di istruzione.
Maggiore consapevolezza delle tematiche legate alla salute.

Sfide future:

Nonostante i progressi compiuti, ci sono ancora sfide da affrontare per aumentare la durata media della vita in modo equo e sostenibile. Le disparità tra paesi ricchi e poveri rimangono evidenti. Inoltre, l'invecchiamento della popolazione e l'aumento di malattie croniche come il cancro e le malattie cardiovascolari pongono nuove sfide ai sistemi sanitari.

Conclusione:

Il viaggio attraverso la storia della durata media della vita ci mostra come l'uomo abbia fatto grandi progressi nel migliorare la propria salute e il proprio benessere. Tuttavia, c'è ancora molto da fare per garantire a tutti una vita lunga e sana.

Per approfondire:

Our World in Data - Life Expectancy:
- https://ourworldindata.org/life-expectancy
- https://data.worldbank.org/indicator/SP.DYN.LE00.IN?end=2021&locations=IT&start=1960

The World Bank - Life expectancy at birth, total (years):
- https://data.worldbank.org/indicator/SP.DYN.LE00.IN

## LIMITE BIOLOGICO DELLA VITA MEDIA: UNA DOMANDA COMPLESSA

La domanda sul limite biologico della vita media nelle migliori condizioni possibili è affascinante e complessa. Non esiste una risposta definitiva, in quanto il limite è influenzato da una varietà di fattori, tra cui:

**Genetica**: La nostra genetica gioca un ruolo importante nella nostra longevità. Alcune persone hanno una predisposizione genetica a vivere più a lungo di altre.

**Ambiente**: L'ambiente in cui viviamo influenza la nostra salute e la nostra durata di vita. Fattori come l'accesso all'acqua potabile, al cibo e alle cure mediche, nonché l'inquinamento e la qualità dell'aria, possono avere un impatto significativo sulla nostra longevità.

**Stile di vita**: Le nostre scelte di vita, come la dieta, l'esercizio fisico e il fumo, possono influenzare la nostra salute e la nostra durata di vita.

**Stime e ricerche:**
Alcuni scienziati stimano, in base alle conoscenze attuali, che il limite biologico della vita media umana, in condizioni ottimali, potrebbe essere di circa 125 anni. Tuttavia, questa è solo una stima approssimativa e non c'è modo di esserne certi.

Diversi studi stanno cercando di identificare i fattori che influenzano la longevità e di sviluppare interventi che possano aiutare le persone a vivere più a lungo e in modo più sano. Alcune aree di ricerca promettenti includono:

**Genetica**: La ricerca sulla genetica della longevità potrebbe portare allo sviluppo di terapie mirate per aumentare la durata di vita.

**Biologia dell'invecchiamento**: La ricerca sui meccanismi dell'invecchiamento potrebbe portare a nuove strategie per rallentare o addirittura invertire il processo di invecchiamento.

**Nutrizione e stile di vita**: La ricerca sull'alimentazione e lo stile di vita ottimali per la longevità potrebbe fornire indicazioni su come vivere più a lungo e in modo più sano.

Il limite biologico della vita media nelle migliori condizioni possibili è ancora un mistero. Tuttavia, la ricerca in corso ci sta avvicinando alla comprensione dei fattori che influenzano la longevità e allo sviluppo di interventi che potrebbero aiutarci a vivere più a lungo e in modo più sano.

## YAMANAKA E LA RIPROGRAMMAZIONE CELLULARE: NUOVE FRONTIERE PER LA LONGEVITÀ?

Shinya Yamanaka, biologo giapponese, ha vinto il Premio Nobel per la Fisiologia o Medicina nel 2012 insieme a John Gurdon per la scoperta rivoluzionaria che le cellule mature possono essere riprogrammate per diventare cellule staminali pluripotenti indotte (iPS). Questa scoperta ha aperto nuove possibilità per la ricerca medica, tra cui la rigenerazione di tessuti danneggiati e la cura di malattie legate all'invecchiamento.

In che modo la ricerca di Yamanaka può influenzare la longevità?
Le cellule staminali pluripotenti indotte offrono un potenziale enorme per la medicina rigenerativa. In teoria, potrebbero essere utilizzate per sostituire tessuti danneggiati o invecchiati, come quelli del cuore, del cervello o del fegato. Questo potrebbe portare a nuovi trattamenti per malattie cardiache, neurodegenerative e altre patologie legate all'età.

Inoltre, le cellule staminali pluripotenti indotte possono essere utilizzate per creare modelli di malattie in vitro. Questo permetterebbe ai ricercatori di studiare meglio le cause delle malattie e di sviluppare nuovi farmaci e terapie.

Quali sono le sfide da affrontare?
La ricerca sulle cellule staminali pluripotenti indotte è ancora agli inizi e ci sono molte sfide da affrontare prima che questa tecnologia possa essere utilizzata in modo sicuro ed efficace per la terapia umana.

**Efficienza e sicurezza**: La riprogrammazione cellulare è un processo complesso e non sempre efficiente. Inoltre, c'è il rischio che le cellule staminali pluripotenti indotte possano essere tumorigeniche.

**Immunità**: Le cellule staminali pluripotenti indotte trapiantate potrebbero essere rigettate dal sistema immunitario del paziente.

**Costi**: La produzione di cellule staminali pluripotenti indotte è ancora un processo costoso.

Nuove ricerche e sviluppi

Nonostante le sfide, la ricerca sulle cellule staminali pluripotenti indotte sta progredendo rapidamente. Nuove tecniche di riprogrammazione cellulare sono in fase di sviluppo, con l'obiettivo di migliorare l'efficienza e la sicurezza del processo. Inoltre, si stanno studiando nuovi modi per trapiantare le cellule staminali pluripotenti indotte in modo da evitare il rigetto.

Conclusioni

La scoperta di Yamanaka ha aperto nuove frontiere per la ricerca sulla longevità. Le cellule staminali pluripotenti indotte offrono un potenziale enorme per la medicina rigenerativa e per la cura di malattie legate all'invecchiamento. Tuttavia, ci sono ancora molte sfide da affrontare prima che questa tecnologia possa essere utilizzata in modo sicuro ed efficace per la terapia umana.

In qualità di biologo nutrizionista, è importante essere consapevoli di questi sviluppi e del loro potenziale impatto sulla salute e la longevità umana.

# AUMENTARE L'AUTOFAGIA PER LA LONGEVITÀ

Autofagia, letteralmente "mangiare se stessi", è un meccanismo cellulare che decompone e ricicla componenti cellulari danneggiati o inutili.

Questo processo è fondamentale per la salute cellulare, in quanto previene l'accumulo di detriti cellulari e supporta il rinnovamento cellulare.

**Come aumentare l'autofagia:**

**Interventi sullo stile di vita:**

- **Digiuno intermittente:** Il digiuno intermittente, come il metodo 16/8, è un modo efficace per attivare l'autofagia in tutto il corpo.
- **Esercizio fisico:** L'esercizio fisico regolare, in particolare l'allenamento di resistenza (allenamento con i pesi), può attivare l'autofagia nelle cellule muscolari e in altri tessuti.
- **Riduzione dello stress:** Lo stress cronico può inibire l'autofagia. Praticare tecniche di rilassamento come la meditazione, lo yoga o il respiro profondo può aiutare a ridurre lo stress e favorire l'autofagia.
- **Sonno e ritmo circadiano:** Un sonno di qualità e il mantenimento di un sano ritmo circadiano sono essenziali per ottimizzare l'autofagia. Alterazioni del ritmo circadiano possono compromettere i processi di autofagia, mentre un sonno adeguato può favorirne l'efficienza.

**Alimentazione:**

- **Restrizione calorica:** La restrizione calorica moderata (una riduzione del 10-30% dell'apporto calorico) può attivare l'autofagia in diversi tessuti.

- **Cibi che attivano l'autofagia:** Alcune ricerche suggeriscono che alcuni cibi, come la curcuma, il tè verde, il caffè, il resveratrolo e le verdure crocifere, possono attivare l'autofagia.

È importante seguire una dieta sana e bilanciata e uno stile di vita sano per migliorare la salute generale e l'autofagia.

## Studio.

***"L'autofagia mantiene il metabolismo e la funzione delle cellule staminali giovani e vecchie"***
"Autophagy maintains the metabolism and function of young and old stem cells"

Fonte: https://pubmed.ncbi.nlm.nih.gov/28241143/

Le cellule staminali sono cellule non ancora specializzate che possiedono la straordinaria capacità di trasformarsi in diversi tipi di cellule all'interno del corpo.

## RUOLO DELL'AUTOFAGIA NELLE CELLULE STAMINALI:

Lo studio evidenzia l'importanza cruciale dell'autofagia nel mantenere il metabolismo e la funzione delle cellule staminali, sia giovani che anziane.
L'autofagia, un processo cellulare che elimina i componenti cellulari danneggiati, è essenziale per la salute e la funzione cellulare.

## AUTOFAGIA E INVECCHIAMENTO:

La ricerca dimostra che l'autofagia riveste un ruolo particolarmente importante nelle cellule staminali anziane.

Con l'avanzare dell'età, queste cellule tendono ad accumulare componenti danneggiati che possono comprometterne la funzione.

L'autofagia aiuta a eliminare questi componenti, preservando così la funzionalità delle cellule invecchianti.

## ESPERIMENTI E RISULTATI:

Lo studio ha utilizzato vari modelli sperimentali, inclusi topi geneticamente modificati, per esaminare gli effetti dell'incremento o dell'inibizione dell'autofagia sulla funzione delle cellule staminali.

I risultati hanno mostrato che l'incremento dell'autofagia migliorava la funzione delle cellule staminali anziane.

Invece, l'inibizione dell'autofagia causava un declino nella funzione sia delle cellule staminali giovani che di quelle anziane.

## IMPLICAZIONI PER LE TERAPIE BASATE SULLE CELLULE STAMINALI:

I risultati suggeriscono che le strategie volte a potenziare l'autofagia potrebbero risultare benefiche nelle terapie basate sulle cellule staminali, in particolare quelle che coinvolgono cellule staminali anziane.

Mantenendo la salute e la funzionalità di queste cellule, potrebbe essere possibile migliorare l'efficacia di tali terapie in soggetti più anziani.

## BERSAGLI TERAPEUTICI POTENZIALI:

Lo studio identifica diversi percorsi molecolari coinvolti nell'autofagia che potrebbero essere obiettivi di future terapie.

Questi percorsi offrono potenziali bersagli per lo sviluppo di farmaci o trattamenti progettati per potenziare l'autofagia nelle cellule staminali.

## SIGNIFICATO PIÙ AMPIO:

Questa ricerca contribuisce a una migliore comprensione di come la funzione delle cellule staminali si deteriori con l'età e di come questo processo possa essere attenuato. Evidenzia l'importanza dell'autofagia nella biologia delle cellule staminali e nell'invecchiamento, fornendo intuizioni che potrebbero essere rilevanti per un'ampia gamma di malattie e condizioni correlate all'età.

# RESTRIZIONE DIETETICA E LONGEVITÀ

*"Meccanismi molecolari di restrizione dietetica che promuovono la salute e la longevità"*

Fonte:
https://www.ncbi.nlm.nih.gov/pmc/articles/PMC869243
9/#SD1

L'articolo esamina come la restrizione dietetica con adeguata nutrizione sia considerata un metodo efficace per ritardare l'invecchiamento e prolungare la salute e la longevità in diverse specie, inclusi roditori e primati non umani. In particolare, l'articolo discute gli effetti della restrizione dietetica in questi organismi modello mammiferi e analizza dati che suggeriscono come la restrizione dietetica possa produrre molti dei medesimi cambiamenti fisiologici, metabolici e molecolari responsabili della prevenzione di molteplici malattie associate all'età nell'uomo. Inoltre, l'articolo discute come diverse forme di digiuno, restrizione proteica e riduzioni specifiche di aminoacidi essenziali, come la metionina e gli aminoacidi a catena ramificata, influenzino selettivamente componenti chiave di alcuni dei più importanti percorsi di segnalazione geroprotettiva sensibili ai nutrienti, come AKT, FOXO, mTOR, nicotinamide adenina dinucleotide (NAD+), proteina chinasi attivata dall'AMP (AMPK) e fattore di crescita dei fibroblasti 21 (FGF21), che promuovono una longevità sana.

# NUTRIZIONE GEROPROTETTIVA: L'ALIMENTAZIONE PER CONTRASTARE L'INVECCHIAMENTO

L'invecchiamento è un processo naturale e complesso che comporta il declino graduale delle funzioni fisiche e cognitive.

La ricerca scientifica ha dimostrato che è possibile rallentare questo processo e migliorare la qualità della vita attraverso una dieta sana e bilanciata.

## 1. Caratteristiche di una dieta geroprotettiva:

### Riduzione dell'apporto calorico:

L'eccesso di calorie può accelerare l'invecchiamento e aumentare il rischio di malattie croniche. È consigliabile seguire una dieta ipocalorica, ricca di nutrienti e con un basso contenuto di zuccheri e grassi saturi.

### Adeguato apporto di proteine:

Le proteine sono essenziali per il mantenimento della massa muscolare e della salute del sistema immunitario. È importante includere nella dieta fonti proteiche di alta qualità, come pesce, carne magra, legumi e uova.

### Grassi sani:

L'assunzione di grassi monoinsaturi e polinsaturi, come quelli contenuti nell'olio d'oliva, negli avocado e nel pesce grasso, è benefica per la salute cardiovascolare e cognitiva.

### Frutta e verdura:

La frutta e la verdura sono ricche di vitamine, minerali e antiossidanti che aiutano a proteggere le cellule dai danni ossidativi e a ridurre l'infiammazione. È consigliabile consumare almeno cinque porzioni di frutta e verdura al giorno.

### Idratazione:
L'acqua è essenziale per tutti i processi metabolici del corpo. È importante bere molta acqua durante il giorno, soprattutto se si fa attività fisica.

### 2. Alimenti geroprotettori:
Oltre a seguire i principi generali di una dieta sana, è possibile includere nella propria alimentazione alcuni cibi che hanno dimostrato specifici effetti geroprotettori. Tra questi:

### Verdure a foglia verde:
Spinaci, cavoli, broccoli e altre verdure a foglia verde sono ricche di vitamine, minerali e antiossidanti che proteggono le cellule e contrastano l'invecchiamento.

### Frutti di bosco:
Mirtilli, fragole, lamponi e altri frutti di bosco sono ricchi di antocianine, potenti antiossidanti che migliorano la memoria e la funzione cognitiva.

### Pesce grasso:
Salmone, sardine, sgombro e altri pesci grassi sono ricchi di acidi grassi omega-3, che aiutano a ridurre l'infiammazione e a proteggere il cuore.

### Legumi:
Fagioli, ceci, lenticchie e altri legumi sono fonti di proteine vegetali, fibre e minerali. Sono un alimento versatile che può essere incluso in diversi piatti.

### Noci e semi:

Mandorle, noci, semi di chia e di lino sono ricchi di grassi sani, fibre e proteine. Sono un ottimo spuntino o possono essere aggiunti a insalate e yogurt.

### 3.Integrazione alimentare:

In alcuni casi, può essere utile assumere integratori alimentari per colmare eventuali carenze nutrizionali o per aumentare l'apporto di specifici nutrienti con effetti geroprotettori. È importante consultare un medico prima di assumere qualsiasi integratore.

### 4. Conclusioni:

La nutrizione geroprotettiva rappresenta un importante strumento per contrastare l'invecchiamento e promuovere la longevità sana. Attraverso una dieta sana e bilanciata, ricca di nutrienti e con un basso contenuto di calorie, è possibile rallentare il declino delle funzioni fisiche e cognitive e migliorare la qualità della vita.

Ricorda: è importante consultare un medico o un biologo nutrizionista per ricevere un piano alimentare personalizzato in base alle tue esigenze e al tuo stato di salute.

## PARAGONE TRA LO STILE DI VITA DEL CILENTO E LO STILE DI VITA ZEN

Confrontare lo stile di vita del Cilento, noto per la sua longevità e benessere, con lo stile di vita Zen, radicato in filosofie orientali di armonia e equilibrio, offre spunti affascinanti. Entrambi gli stili di vita promuovono la salute e la longevità, ma con sfumature culturali e pratiche diverse.

### EQUILIBRIO E SEMPLICITÀ

1. Cilento: La dieta mediterranea del Cilento, ricca di cibi naturali e semplici, riflette un approccio equilibrato alla nutrizione.

2. Zen: Lo Zen enfatizza la semplicità e la moderazione in tutti gli aspetti della vita, inclusa l'alimentazione.

### MINDFULNESS E CONNESSIONE CON LA NATURA

1. Cilento: Il legame con la terra e la natura è profondamente radicato nella cultura cilentana, con un forte enfasi sull'agricoltura e sulla pesca.

2. Zen: La pratica della mindfulness e la connessione con l'ambiente naturale sono fondamentali nello Zen, portando a una maggiore consapevolezza.

### ESERCIZIO E MOVIMENTO

1. Cilento: L'esercizio fisico nel Cilento avviene naturalmente attraverso il lavoro nei campi, le passeggiate e le attività quotidiane all'aria aperta.

2. Zen: Pratiche come il Tai Chi e lo Yoga incorporano movimento, respirazione e meditazione, promuovendo salute fisica e mentale.

## COMUNITÀ E RELAZIONI SOCIALI

1. Cilento: La vita comunitaria e familiare nel Cilento gioca un ruolo cruciale nella salute mentale e emotiva degli individui.

2. Zen: La comunità (Sangha) è essenziale per la pratica Zen, offrendo sostegno, insegnamenti e una connessione spirituale.

Lo stile di vita del Cilento e lo stile di vita Zen, pur avendo radici culturali diverse, condividono molte qualità che promuovono la longevità e il benessere: l'equilibrio nella vita quotidiana, la connessione con la natura, l'importanza dell'esercizio fisico e del senso di comunità. Questo paragone illustra come culture diverse possano raggiungere obiettivi simili di salute e longevità attraverso pratiche che rispecchiano valori universali di equilibrio, armonia e connessione.

# IL CILENTO NELLA STORIA

## ORIGINI STORICHE DEL CILENTO

Il Cilento, situato nel meraviglioso Sud Italia, è una terra che narra storie antiche e affascinanti, un crocevia di civiltà e culture. Dalle prime tracce di insediamenti umani risalenti al Paleolitico, la regione si è trasformata in uno dei centri nevralgici della Magna Grecia, con la fondazione di città importanti come Elea, nota oggi come Velia. Questo periodo fu segnato dall'ascesa di importanti centri culturali e filosofici, tra cui spicca la scuola dei Eleati fondata da Parmenide.

L'era romana vide il Cilento evolversi in un'area agricola fiorente, beneficiando della posizione lungo la Via Popilia, un'importante arteria commerciale dell'epoca. La storia della regione proseguì con il Medioevo, un periodo caratterizzato da dominazioni alterne come quella dei Longobardi e dei Bizantini, testimoniata oggi da numerosi castelli e monasteri che ancora adornano il paesaggio.

L'arrivo dei Normanni prima e degli Svevi poi portò nuovi sviluppi, in particolare nell'ambito dell'architettura, come si può osservare nel Castello di Rocca Cilento. Queste dominazioni lasciarono una traccia indelebile nella cultura cilentana, contribuendo a plasmare l'identità della regione.

Ma non si può parlare del Cilento senza menzionare Paestum, uno dei gioielli archeologici più preziosi d'Italia. Quest'antica città greca, famosa per i suoi imponenti templi e le straordinarie vestigia, è un'esemplificazione della grandezza e dell'influenza della civiltà greca nella regione. Paestum non è solo un sito di inestimabile valore storico e artistico, ma anche un luogo che evoca la potenza e il fascino dell'antichità.

Durante il periodo Borbonico e il Risorgimento, il Cilento fu teatro di importanti eventi storici che contribuirono significativamente al processo di unificazione italiana. In seguito, il XX secolo segnò per la regione un periodo di declino demografico dovuto all'emigrazione, ma negli ultimi decenni si è assistito a un rinnovato interesse verso il suo patrimonio naturale e culturale.

Oggi, il Cilento è un incantevole mix di bellezza naturale, ricchezza storica e tradizioni vivaci. Con le sue coste mozzafiato, i siti archeologici come Paestum e Velia, e una comunità che conserva gelosamente i segreti della longevità, il Cilento continua a offrire un affascinante viaggio attraverso la storia e la cultura mediterranea.

# EVOLUZIONE CULTURALE E STORICA DELLA REGIONE

Quando esploriamo le profondità del tempo nel Cilento, ci immergiamo in un mare di storie che si intrecciano tra loro, tessendo la ricca trama culturale di questa terra. Ogni era ha lasciato la sua impronta, contribuendo a formare l'identità unica di questa regione.

Dopo il crepuscolo dell'Impero Romano, il Cilento non fu risparmiato dalle turbolenze delle invasioni barbariche. I Bizantini, i Longobardi e i Normanni si alternarono sul palcoscenico della storia locale, ognuno portando nuovi costumi, tradizioni e modelli di governo. Questi cambiamenti non furono semplici transizioni di potere, ma vere e proprie metamorfosi culturali che hanno influenzato l'arte, l'architettura e persino il linguaggio.

Nell'Alto Medioevo, la regione divenne un mosaico di feudi e principati, con castelli e fortificazioni che ancora oggi punteggiano i suoi paesaggi. Questi manufatti storici non sono solo reliquie di un passato bellicoso, ma sono divenuti simboli di resistenza e resilienza cilentana. Fu in questo periodo che si sviluppò un forte senso di appartenenza comunitaria, un legame che ha resistito alle prove del tempo.

Il Rinascimento, sebbene maggiormente concentrato nelle città dello Stato Pontificio e nelle repubbliche del nord Italia, non lasciò il Cilento indifferente. Questo fu un periodo di rinnovamento culturale, dove la Scuola Medica Salernitana, poco lontana, ebbe un ruolo cruciale nel diffondere conoscenze e innovazioni. Il Cilento in questo periodo vide una rinascita agricola e una rivitalizzazione delle arti e delle scienze.

L'età moderna portò nuove sfide e opportunità. Il Cilento, come il resto d'Italia, fu testimone delle lotte per l'unità e l'indipendenza. Questi movimenti non solo ridefinirono la geografia politica, ma anche la percezione di sé della gente cilentana. L'orgoglio per la propria terra e la difesa delle proprie tradizioni divennero punti fermi nella coscienza collettiva.

Nel XX secolo, il Cilento ha affrontato e superato sfide significative, dalla devastazione della Seconda Guerra Mondiale alla lotta contro l'emigrazione e l'abbandono rurale. Nonostante ciò, ha saputo preservare la sua eredità culturale, abbracciando il progresso senza dimenticare le proprie radici.

Oggi, il Cilento è un esempio vivente di come storia e cultura possano fondersi armoniosamente. Le sue tradizioni sono state preservate e valorizzate, diventando un faro per coloro che cercano un modello di vita sostenibile e in armonia con l'ambiente e la comunità. La regione non è solo un museo a cielo aperto di secoli di storia, ma anche un laboratorio vivente dove il passato incontra il presente, dando vita a un futuro promettente.

# IL CILENTO NEGLI ANNI CHE VANNO DAL 1920 AL 1940

## CONTESTO STORICO E SOCIOECONOMICO

Il periodo tra il 1920 e il 1940 nel Cilento è stato un'epoca di significativi cambiamenti storici e socioeconomici. Questi anni, segnati da eventi mondiali come la Grande Depressione e l'ascesa del fascismo in Italia, hanno avuto un impatto profondo sulle comunità cilentane.

Durante gli anni '20 e '30, il Cilento, come molte altre regioni rurali italiane, ha vissuto una realtà principalmente agricola. La società era caratterizzata da una forte stratificazione sociale e da un'economia basata sull'agricoltura di sussistenza, con una diffusa povertà e limitato accesso ai servizi moderni. Tuttavia, proprio questa natura rurale e l'isolamento dal frenetico sviluppo industriale hanno contribuito a preservare uno stile di vita più tradizionale e legato alla terra.

## NUTRIZIONE E DIETA

La dieta nel Cilento in questo periodo era fortemente influenzata dalla disponibilità locale e dalla stagionalità dei prodotti. Con un accesso limitato ai prodotti trasformati e ai cibi di lusso, gli abitanti si affidavano a una dieta semplice ma nutriente.

- **Base alimentare**: La base della dieta cilentana era costituita da cereali integrali, legumi, verdure, frutta e olio d'oliva. Questi alimenti fornivano carboidrati complessi, fibre, proteine vegetali, vitamine e grassi sani.

- PROTEINE:

Le fonti proteiche erano principalmente vegetali, come legumi e frutta a guscio. Il consumo di carne era limitato e spesso riservato a occasioni speciali, mentre il pesce fresco, pescato localmente, era più comune.

- FRUTTA E VERDURA:

La frutta e la verdura, coltivate localmente, erano una componente essenziale della dieta quotidiana e fornivano una ricca varietà di nutrienti essenziali.

- USO DELL'OLIO D'OLIVA:

L'olio d'oliva, elemento chiave della dieta mediterranea, era utilizzato sia nella cottura che come condimento, fornendo una sana fonte di grassi monoinsaturi.

## INFLUENZA SULLA LONGEVITÀ

Gli ultracentenari nati in questo periodo hanno vissuto un'infanzia e una giovinezza in un contesto di alimentazione naturale e di vita attiva, fattori che hanno contribuito alla loro longevità. La dieta povera di cibi trasformati e ricca di alimenti naturali, insieme a uno stile di vita fisicamente attivo, hanno creato un ambiente favorevole alla salute a lungo termine.

## CONCLUSIONI

Esaminando il Cilento tra il 1920 e il 1940, possiamo comprendere come gli aspetti storici, socioeconomici e nutrizionali abbiano influenzato la vita e la longevità degli ultracentenari. Questo periodo, nonostante le sue sfide, ha offerto un ambiente unico che ha favorito uno stile di vita salutare e sostenibile, contribuendo significativamente alla straordinaria longevità osservata nella regione.

# ULTIMI DATI SULL'OBESITÀ IN ITALIA IN CONFRONTO CON LA MALNUTRIZIONE E SCARSITÀ NUTRIZIONALE DEGLI ANNI '20

## SITUAZIONE ATTUALE DELL'OBESITÀ IN ITALIA

Gli ultimi dati sull'obesità in Italia mostrano una realtà in preoccupante evoluzione. Secondo le ricerche recenti, l'obesità e il sovrappeso sono in aumento tra adulti e bambini, a causa di una combinazione di fattori come cambiamenti nello stile di vita, aumento del consumo di cibi trasformati e riduzione dell'attività fisica. Questa tendenza riflette un problema globale, dove l'accesso facile a cibi ad alta densità calorica e la diminuzione dell'attività fisica hanno portato a un aumento dei tassi di obesità.

## MALNUTRIZIONE E SCARSITÀ NUTRIZIONALE DEGLI ANNI '20

Contrastando con la situazione attuale, gli anni '20 in Italia, specialmente in regioni come il Cilento, erano caratterizzati da una realtà molto diversa. In quel periodo, la malnutrizione e la scarsità nutrizionale erano problemi diffusi, dovuti a fattori economici, sociali e a una produzione alimentare limitata. La dieta era prevalentemente basata su alimenti locali e di stagione, con un consumo limitato di carne e un'elevata dipendenza da cereali, legumi e verdure. Questa realtà di scarsità, tuttavia, garantiva un'alimentazione priva di eccessi calorici e cibi trasformati.

## CONFRONTO TRA LE DUE EPOCHE

Il confronto tra questi due periodi storici offre una prospettiva illuminante sulle sfide nutrizionali e di salute pubblica. Da un lato, abbiamo gli anni '20 con una dieta forzatamente frugale ma ricca di alimenti naturali, dall'altro l'era moderna, caratterizzata da abbondanza alimentare ma con un incremento di cibi poco salutari.

- QUALITÀ DELL'ALIMENTAZIONE:
La dieta degli anni '20, nonostante le sue limitazioni, era più in linea con quello che oggi consideriamo un'alimentazione salutare: ricca di fibre, bassa in grassi saturi e zuccheri aggiunti.
- STILE DI VITA:
Un altro fattore importante è lo stile di vita. Mentre negli anni '20 la vita quotidiana richiedeva più attività fisica, la vita moderna è spesso sedentaria, fattore che contribuisce all'aumento dell'obesità.
- ACCESSO AGLI ALIMENTI:
L'accesso limitato a una varietà di cibi negli anni '20 contrasta nettamente con l'ampia disponibilità di scelte alimentari, spesso non salutari, dell'epoca attuale.

## CONCLUSIONI

La situazione nutrizionale in Italia ha subito enormi cambiamenti dall'inizio del XX secolo. Mentre gli anni '20 erano segnati da una dieta imposta dalla necessità, che però garantiva una certa "salubrità", l'era moderna offre abbondanza ma pone sfide legate all'eccesso e alla qualità del cibo. Questo confronto evidenzia l'importanza di un approccio equilibrato alla nutrizione, che tenga conto sia della quantità sia della qualità del cibo consumato, per promuovere la salute e prevenire problemi come l'obesità.

# TRADIZIONI CULINARIE DEL CILENTO

## PIATTI TIPICI E INGREDIENTI AUTOCTONI

La cucina del Cilento è un viaggio sensoriale, una celebrazione della terra e del mare, un racconto che parla di storia e tradizioni attraverso i sapori. Questo capitolo vuole essere un omaggio a questi piatti, nati dall'ingegno e dalla necessità, che racchiudono in sé l'essenza stessa della cultura cilentana.

### L'ARTE DELLA SEMPLICITÀ: I PIATTI TIPICI

La gastronomia cilentana è un esempio luminoso di come ingredienti semplici possano trasformarsi in piatti memorabili.

### L'EREDITÀ DELLA TERRA: INGREDIENTI AUTOCTONI

Il Cilento è anche una terra di formaggi eccezionali, con il "cacioricotta" che regna sovrano. Questo formaggio, tipico della regione, è prodotto mescolando latte di capra e pecora, offrendo un sapore delicato ma distintivo, un vero simbolo dell'arte casearia locale.

Gli ortaggi e le leguminose del Cilento meritano una menzione speciale. I ceci, fagioli e le lenticchie, coltivati nei terreni aspri ma generosi, sono spesso protagonisti di piatti nutrienti, che riflettono la saggezza culinaria di saper sfruttare al meglio i prodotti della terra. Essi vengono utilizzati in zuppe, insalate e come contorni, dimostrando la versatilità e la ricchezza nutritiva dei legumi.

## L'OLIO D'OLIVA: ORO VERDE DEL CILENTO

Non si può parlare della cucina cilentana senza menzionare il suo oro liquido: l'olio d'oliva. Ottenuto da oliveti secolari, questo olio non è solo un ingrediente, ma il cuore pulsante di ogni ricetta. Il suo sapore fruttato e leggermente piccante arricchisce ogni piatto, dalla semplice bruschetta ai più elaborati sughi.

## CONCLUSIONI

In queste pagine, abbiamo esplorato solo alcuni degli innumerevoli tesori culinari del Cilento. Ogni ricetta, ogni ingrediente racconta una storia di passione, di tradizione e di amore per questa terra. La cucina cilentana non è solo un insieme di ricette; è un'espressione viva della sua cultura, un patrimonio che continua a evolversi, rimanendo sempre fedele alle sue radici.

# OLIO D'OLIVA EXTRAVERGINE DEL CILENTO: CARATTERISTICHE NUTRIZIONALI E BENEFICI PER LA SALUTE

## INTRODUZIONE

L'olio d'oliva extravergine del Cilento è rinomato per le sue eccellenti qualità. Questo olio, estratto dalle olive coltivate nelle rigogliose colline del Cilento, una regione del Sud Italia, è un ingrediente fondamentale della dieta mediterranea e vanta una serie di benefici per la salute.

## CARATTERISTICHE NUTRIZIONALI

L'olio d'oliva extravergine del Cilento è particolarmente apprezzato per il suo alto contenuto di acidi grassi monoinsaturi, in particolare l'acido oleico. Questi grassi sani sono noti per contribuire alla salute del cuore riducendo il livello di colesterolo LDL (cattivo) nel sangue. Inoltre, l'olio contiene antiossidanti come la vitamina E e polifenoli, che giocano un ruolo cruciale nella lotta contro lo stress ossidativo e l'invecchiamento cellulare.

## BENEFICI PER LA SALUTE

### 1. SALUTE CARDIOVASCOLARE:

- L'acido oleico e gli antiossidanti nell'olio d'oliva aiutano a ridurre il rischio di malattie cardiache.

- I polifenoli contribuiscono a migliorare la salute delle arterie e a mantenere una pressione sanguigna salutare.

## 2. PROPRIETÀ ANTINFIAMMATORIE:

- I composti nell'olio d'oliva, come l'oleocantale (polifenolo), hanno proprietà antinfiammatorie, paragonabili a farmaci come l'ibuprofene.

## 3. PREVENZIONE DEL CANCRO:

- Alcuni studi suggeriscono che i polifenoli nell'olio d'oliva possono aiutare a ridurre il rischio di alcuni tipi di cancro.

## 4. SALUTE COGNITIVA:

- Il consumo regolare di olio d'oliva è associato a un minor rischio di declino cognitivo e malattie neurodegenerative come l'Alzheimer.

## 5. SALUTE DELLA PELLE E DEI CAPELLI:

- La vitamina E e gli altri antiossidanti nell'olio d'oliva sono benefici per la pelle e i capelli, contribuendo a proteggerli dai danni causati dai radicali liberi.

## METODI DI PRODUZIONE E QUALITÀ

La qualità dell'olio d'oliva extravergine del Cilento è strettamente legata ai metodi di produzione. Gli olivi sono coltivati secondo metodi tradizionali e sostenibili, spesso in piccole aziende a conduzione familiare. La raccolta avviene manualmente per garantire che le olive siano al punto giusto di maturazione, preservando così il sapore e le proprietà nutrizionali dell'olio.

## CONCLUSIONI

L'olio d'oliva extravergine del Cilento è un esempio straordinario di come un prodotto tradizionale possa offrire una vasta gamma di benefici per la salute. La sua integrazione nella dieta quotidiana non solo arricchisce il sapore dei cibi, ma contribuisce anche a migliorare la salute e il benessere generale.

# LATTE DI CAPRA DEL CILENTO: LE SUE CARATTERISTICHE E I FORMAGGI

## INTRODUZIONE

Il latte di capra è un componente essenziale della dieta cilentana, apprezzato per il suo gusto distintivo, le sue proprietà nutritive e la sua versatilità nella produzione casearia. Questa sezione esplora le caratteristiche uniche del latte di capra del Cilento e il ruolo dei formaggi derivati nella dieta locale.

## CARATTERISTICHE NUTRIZIONALI DEL LATTE DI CAPRA

Il latte di capra è noto per le sue eccellenti qualità nutrizionali. Contiene vitamine (A, D, B2, B3), minerali (calcio, fosforo, magnesio), e una buona quantità di proteine di alta qualità. È più facilmente digeribile rispetto al latte di mucca, grazie alla sua composizione unica di grassi e proteine. Inoltre, il latte di capra ha un contenuto inferiore di lattosio, rendendolo una buona alternativa per chi ha difficoltà a digerire il latte vaccino.

## ALLEVAMENTO DELLE CAPRE E PRODUZIONE DEL LATTE

Nel Cilento, l'allevamento delle capre è una tradizione secolare. Le capre sono allevate principalmente allo stato brado o semibrado, nutrendosi di erbe aromatiche e piante locali che conferiscono al latte un sapore e un profilo nutrizionale unici. Questo approccio all'allevamento non solo assicura un prodotto di alta qualità, ma contribuisce anche alla sostenibilità ambientale e alla conservazione del paesaggio cilentano.

## FORMAGGI DEL CILENTO A BASE DI LATTE DI CAPRA

I formaggi prodotti con latte di capra nel Cilento sono una parte integrante della dieta locale e della cultura gastronomica. Tra questi:

- CACIORICOTTA:
Un formaggio semistagionato, noto per il suo gusto delicato e la sua consistenza leggermente granulosa. Viene spesso utilizzato grattugiato su pasta e altri piatti.
- CAPRINO FRESCO:
Un formaggio morbido e cremoso, ideale per spalmare su pane o per essere usato in insalate.

## IMPORTANZA NELLA DIETA CILENTANA

Il consumo di formaggi a base di latte di capra nel Cilento è legato non solo alle loro qualità gustative, ma anche ai benefici per la salute. Essendo ricchi di nutrienti essenziali e più digeribili, questi formaggi si inseriscono perfettamente in una dieta bilanciata, contribuendo al mantenimento della salute e alla prevenzione di alcune malattie.

## CONCLUSIONI

Il latte di capra e i suoi derivati caseari sono un tesoro della dieta cilentana, rappresentando una fusione di tradizione, gusto e nutrizione. Questi prodotti non solo offrono benefici per la salute, ma sono anche un simbolo dell'armonia tra uomo e natura nel Cilento, una regione dove la qualità del cibo va di pari passo con la qualità della vita.

# IL MICROBIOTA DEL FORMAGGIO DI CAPRA: UN MONDO NASCOSTO

Il formaggio di capra è come un piccolo universo, pieno di vita microscopica. Questa vita è chiamata microbiota ed è formata da batteri, funghi e altri microrganismi che influenzano il sapore, la consistenza e le proprietà nutritive del formaggio.

Il microbiota del formaggio di capra è stabile durante la maturazione, il che significa che i microrganismi presenti rimangono gli stessi.

La crosta e il cuore del formaggio hanno un microbiota diverso.

I microrganismi della crosta aiutano a proteggere il formaggio dai batteri cattivi.

I microrganismi del cuore del formaggio sono responsabili del sapore, della consistenza e delle proprietà nutritive.

Cosa significa questo per noi?

Il microbiota del formaggio di capra è un elemento importante per la qualità e la sicurezza del prodotto.

I microrganismi del formaggio possono avere effetti benefici sulla nostra salute.

La ricerca sul microbiota del formaggio può aiutarci a sviluppare nuovi prodotti caseari con caratteristiche migliori.

In parole semplici:

Il formaggio di capra è un piccolo universo pieno di vita microscopica.

Gli scienziati stanno studiando questa vita per capire meglio come influenza il formaggio.

Le loro scoperte possono aiutarci a migliorare la qualità e la sicurezza del formaggio di capra e a sviluppare nuovi prodotti con effetti benefici sulla nostra salute.

# ALICI DEL CILENTO: CARATTERISTICHE NUTRIZIONALI E BENEFICI PER LA SALUTE

Le alici del Cilento sono un alimento prezioso nella dieta mediterranea, apprezzate non solo per il loro sapore distintivo ma anche per i loro numerosi benefici per la salute. Questi piccoli pesci azzurri, abbondanti nelle acque del Mar Tirreno, sono una fonte ricca di nutrienti essenziali.

## VALORE NUTRIZIONALE DELLE ALICI

Le alici sono particolarmente note per il loro alto contenuto di acidi grassi Omega-3, che sono fondamentali per la salute cardiovascolare. Questi acidi grassi aiutano a ridurre l'infiammazione nel corpo, abbassano i livelli di trigliceridi nel sangue e possono migliorare la salute del cervello.

Inoltre, le alici sono una buona fonte di proteine di alta qualità, essenziali per la costruzione e il mantenimento dei muscoli e di altri tessuti corporei. Sono anche ricche di vari nutrienti, tra cui calcio, ferro, magnesio, fosforo, potassio, sodio e zinco, oltre a vitamine come la B12, D e niacina.

## BENEFICI PER LA SALUTE

## 1. SALUTE CARDIOVASCOLARE:

- Il consumo di alici contribuisce a migliorare la salute cardiovascolare grazie alla presenza di Omega-3.

- Aiutano a ridurre il rischio di malattie cardiache, abbassando i livelli di colesterolo cattivo e aumentando quelli del colesterolo buono.

## 2. SALUTE DEL CERVELLO:

- Gli acidi grassi Omega-3 presenti nelle alici sono importanti per il mantenimento della salute del cervello e possono ridurre il rischio di disturbi neurodegenerativi.

- Contribuiscono alla salute mentale e possono migliorare la memoria e le funzioni cognitive.

## 3. SALUTE DELLE OSSA:

- Le alici sono una delle poche fonti alimentari di vitamina D, essenziale per la salute delle ossa e l'assorbimento del calcio.

- Il loro elevato contenuto di calcio contribuisce alla prevenzione dell'osteoporosi e al mantenimento di ossa forti.

## 4. EFFETTI ANTINFIAMMATORI:

- Gli acidi grassi Omega-3 hanno proprietà antinfiammatorie, utili nel trattamento di condizioni infiammatorie come l'artrite.

## 5. PREVENZIONE DELL'ANEMIA:

- Sono una buona fonte di ferro, che è fondamentale nella prevenzione e nel trattamento dell'anemia.

Le alici del Cilento sono un esempio eccellente di come un alimento semplice e tradizionale possa offrire una vasta gamma di benefici per la salute. Inserite regolarmente nella dieta, possono contribuire significativamente al benessere generale, in linea con i principi della dieta mediterranea.

# PIATTI TIPICI DEL CILENTO A BASE DI ALICI: TRADIZIONE E SAPORE

Le alici sono un ingrediente fondamentale nella cucina cilentana, grazie alla loro abbondanza nel Mar Tirreno e al loro ruolo nella dieta mediterranea. Questi pesci piccoli ma nutrienti sono al centro di molti piatti tradizionali del Cilento, celebrati per il loro sapore distintivo e i benefici nutrizionali.

## ALICI MARINATE

Un classico antipasto del Cilento, le alici marinate, si prepara immergendo le alici fresche in una marinata di aceto, limone, aglio e erbe aromatiche. Dopo alcune ore di marinatura, vengono servite con olio d'oliva extravergine e pane casereccio, offrendo un equilibrio perfetto tra l'acidità della marinata e la ricchezza dell'olio.

## SPAGHETTI CON ALICI

Questo piatto semplice ma saporito unisce la pasta con alici fresche o conservate, olio d'oliva, aglio e peperoncino. Le alici si sciolgono quasi completamente durante la cottura, lasciando un sapore intenso e unico che permea l'intero piatto.

## ALICI RIPIENE AL FORNO

Le alici ripiene sono una specialità del Cilento per occasioni speciali. Le alici vengono ripiene con un impasto di pangrattato, capperi, olive e erbe, poi arrotolate e cotte al forno. Questo piatto è un perfetto esempio della capacità della cucina cilentana di trasformare ingredienti semplici in qualcosa di straordinariamente gustoso.

ALICI FRITTE

Un piatto semplice ma amato, le alici fritte sono un classico della cucina casalinga cilentana. Le alici vengono immerse in pastella o farina e fritte fino a diventare croccanti. Servite calde, sono un piatto conviviale che racchiude il sapore del mare.

I piatti a base di alici nel Cilento rappresentano una perfetta unione di gusto, tradizione e nutrizione. Questi piatti non solo deliziano il palato ma riflettono anche uno stile di vita incentrato su alimenti freschi, locali e salutari, fondamentali nella dieta mediterranea.

# FAGIOLI DEL CILENTO: CARATTERISTICHE NUTRIZIONALI E BENEFICI PER LA SALUTE

I fagioli del Cilento, una regione nota per la sua dieta ricca e variata, sono una parte essenziale della tradizione culinaria e nutrizionale della zona. Questi legumi, coltivati nelle fertili terre del Cilento, sono apprezzati non solo per il loro sapore ma anche per le loro numerose proprietà benefiche per la salute.

## VALORE NUTRIZIONALE DEI FAGIOLI

I fagioli del Cilento sono un'eccellente fonte di proteine vegetali, fibre, vitamine e minerali. Sono particolarmente ricchi di proteine, che li rendono un'ottima alternativa alla carne, soprattutto in una dieta vegetariana o vegana. Inoltre, contengono importanti minerali come il ferro, il potassio, il magnesio e il calcio.

## BENEFICI PER LA SALUTE

### 1. SALUTE DIGESTIVA:

 - I fagioli sono ricchi di fibre, che aiutano a mantenere il sistema digestivo in salute e prevengono la stitichezza.

 - Le fibre contribuiscono anche a regolare il livello di zucchero nel sangue, rendendo i fagioli un'ottima scelta alimentare per chi soffre di diabete.

### 2. SALUTE CARDIOVASCOLARE:

 - Il basso contenuto di grassi e l'assenza di colesterolo nei fagioli li rendono benefici per il cuore.

 - La presenza di fibre solubili aiuta a ridurre i livelli di colesterolo cattivo (LDL) nel sangue.

3. CONTROLLO DEL PESO:
   - I fagioli hanno un alto contenuto di proteine e fibre, che aumentano il senso di sazietà e possono aiutare nel controllo del peso.

4. RICCHEZZA DI ANTIOSSIDANTI:
   - Sono una buona fonte di antiossidanti, che combattono i danni causati dai radicali liberi e riducono il rischio di malattie croniche.

5. PREVENZIONE DELL'ANEMIA:
   - Il ferro presente nei fagioli è importante per prevenire e trattare l'anemia, in particolare per vegetariani e vegani.

## METODI DI COLTIVAZIONE E SOSTENIBILITÀ

La coltivazione dei fagioli nel Cilento segue metodi tradizionali e sostenibili, che rispettano l'ambiente e conservano la biodiversità. Questo non solo garantisce un prodotto di alta qualità, ma contribuisce anche alla salute dell'ecosistema locale.

I fagioli del Cilento sono un esempio eccellente di come un alimento tradizionale possa offrire una vasta gamma di benefici per la salute. Integrare i fagioli nella dieta quotidiana può contribuire significativamente al benessere generale, in linea con i principi della dieta mediterranea e della sostenibilità ambientale.

# CECI DEL CILENTO: CARATTERISTICHE NUTRIZIONALI E BENEFICI PER LA SALUTE

I ceci del Cilento, legumi tipici della regione del Sud Italia, sono un elemento fondamentale della dieta mediterranea. Noti per il loro sapore distintivo e per le loro proprietà nutrizionali, i ceci sono un alimento versatile e salutare.

## VALORE NUTRIZIONALE DEI CECI

I ceci sono una fonte eccellente di proteine vegetali, fibre, vitamine e minerali. Ricchi di proteine di alta qualità, sono particolarmente importanti in una dieta vegetariana o vegana. Contengono inoltre nutrienti essenziali come ferro, magnesio, fosforo, calcio, potassio, oltre a vitamine del gruppo B, in particolare il folato (Vitamina B9).

## BENEFICI PER LA SALUTE

### 1. SALUTE DIGESTIVA:

- I ceci sono ricchi di fibre, che aiutano a mantenere il sistema digestivo in salute e a prevenire la stitichezza. Le fibre possono anche contribuire a regolare il livello di zucchero nel sangue, rendendo i ceci un'ottima scelta per chi soffre di diabete.

### 2. SALUTE CARDIOVASCOLARE:

- Il basso contenuto di grassi e l'assenza di colesterolo nei ceci li rendono benefici per la salute del cuore. Le fibre solubili presenti aiutano a ridurre i livelli di colesterolo cattivo (LDL) nel sangue.

### 3. CONTROLLO DEL PESO:

- I ceci sono ricchi di proteine e fibre, che aumentano il senso di sazietà e possono aiutare nel controllo del peso.

## 4. PREVENZIONE DELL'ANEMIA:

- Il ferro contenuto nei ceci è importante per prevenire e trattare l'anemia, specialmente nelle diete vegetariane e vegane.

## 5. SALUTE DELLA PELLE E DEI CAPELLI:

- I ceci contengono nutrienti come il folato e il magnesio, che sono importanti per la salute della pelle e dei capelli.

## METODI DI COLTIVAZIONE E SOSTENIBILITÀ

I ceci nel Cilento sono coltivati seguendo pratiche agricole tradizionali, che rispettano l'ambiente e conservano la biodiversità. Questo non solo garantisce un prodotto di alta qualità, ma contribuisce anche alla salute dell'ecosistema locale.

I ceci del Cilento rappresentano una perfetta combinazione di gusto e nutrizione. La loro integrazione nella dieta quotidiana non solo arricchisce il sapore dei piatti, ma contribuisce anche a migliorare la salute generale e a mantenere uno stile di vita sano e sostenibile.

# LENTICCHIE DEL CILENTO: CARATTERISTICHE NUTRIZIONALI E BENEFICI PER LA SALUTE

Le lenticchie del Cilento, coltivate nelle fertili terre di questa regione italiana, sono conosciute per il loro sapore ricco e per i loro molteplici benefici nutrizionali. Questi legumi sono una componente fondamentale della dieta cilentana e mediterranea.

## VALORE NUTRIZIONALE DELLE LENTICCHIE

Le lenticchie sono un'ottima fonte di proteine vegetali, fibre, vitamine del gruppo B, ferro, magnesio, potassio e zinco. La loro alta concentrazione di proteine le rende un'alternativa ideale alla carne, specialmente in diete vegetariane e vegane. Le lenticchie sono anche ricche di fibre solubili e insolubili, che promuovono la salute digestiva e aiutano a mantenere stabili i livelli di zucchero nel sangue.

## BENEFICI PER LA SALUTE

### 1. SALUTE CARDIOVASCOLARE:
- La fibra nelle lenticchie aiuta a ridurre i livelli di colesterolo nel sangue, riducendo il rischio di malattie cardiache.
- Sono una buona fonte di potassio, che contribuisce a una migliore salute del cuore riducendo la pressione sanguigna.

### 2. CONTROLLO DEL PESO:

- Le lenticchie hanno un alto contenuto di proteine e fibre, aumentando il senso di sazietà, il che può aiutare nel controllo del peso.

## 3. SALUTE DIGESTIVA:

- Le fibre presenti nelle lenticchie aiutano a prevenire la stitichezza e promuovono un intestino sano.

## 4. PREVENZIONE E GESTIONE DEL DIABETE:

- Le fibre solubili aiutano a rallentare la digestione e a regolare i livelli di zucchero nel sangue, rendendo le lenticchie un'ottima scelta per chi soffre di diabete.

## 5. FORNITURA DI NUTRIENTI ESSENZIALI:

- Le lenticchie forniscono importanti nutrienti come ferro, che è cruciale per trasportare l'ossigeno nel corpo e prevenire l'anemia.

## METODI DI COLTIVAZIONE E SOSTENIBILITÀ

Le lenticchie del Cilento sono coltivate seguendo pratiche agricole sostenibili che rispettano l'ambiente e conservano la biodiversità. Questo non solo garantisce un prodotto di alta qualità, ma contribuisce anche alla salute dell'ecosistema locale.

Le lenticchie del Cilento sono un alimento straordinario sia dal punto di vista del gusto che dei benefici nutrizionali. L'integrazione delle lenticchie nella dieta quotidiana può offrire una varietà di vantaggi per la salute, in linea con i principi della dieta mediterranea e della sostenibilità ambientale.

# CICERCHIE DEL CILENTO: CARATTERISTICHE NUTRIZIONALI E BENEFICI PER LA SALUTE

Le cicerchie, un tipo di legume antico e meno conosciuto, sono una parte importante della dieta tradizionale nel Cilento. Questi legumi, noti per il loro gusto distintivo e la loro versatilità culinaria, offrono anche una serie di benefici nutrizionali e per la salute.

## VALORE NUTRIZIONALE

Le cicerchie sono una buona fonte di proteine vegetali, che le rendono un'ottima scelta per chi segue una dieta vegetariana o vegana. Sono anche ricche di fibre, contribuendo alla salute digestiva e al controllo della glicemia. Inoltre, contengono vitamine e minerali importanti, come il ferro, che aiuta a combattere l'anemia, e il potassio, che supporta la salute cardiovascolare.

## BENEFICI PER LA SALUTE

### 1. SALUTE DIGESTIVA:

- Le fibre presenti nelle cicerchie aiutano a mantenere un intestino sano e a prevenire la stitichezza.
- Contribuiscono a regolare i livelli di zucchero nel sangue, favorendo il controllo del diabete.

### 2. SALUTE CARDIOVASCOLARE:

- Il basso contenuto di grassi e l'assenza di colesterolo rendono le cicerchie benefiche per la salute del cuore.
- Le fibre solubili possono aiutare a ridurre i livelli di colesterolo cattivo (LDL).

3. CONTROLLO DEL PESO:
- Grazie al loro alto contenuto di proteine e fibre, le cicerchie possono aumentare il senso di sazietà, aiutando così nel controllo del peso.

4. PREVENZIONE DELL'ANEMIA:
- Sono una buona fonte di ferro, importante per la prevenzione e il trattamento dell'anemia, soprattutto per le persone che seguono una dieta a basso contenuto di carne.

## METODI DI COLTIVAZIONE E SOSTENIBILITÀ

Le cicerchie nel Cilento sono coltivate seguendo metodi tradizionali e sostenibili, che rispettano l'ambiente e promuovono la biodiversità. Questo non solo assicura un prodotto di alta qualità, ma contribuisce anche alla salute dell'ecosistema locale.

Le cicerchie del Cilento sono un esempio di come un antico legume possa offrire benefici nutrizionali significativi e supportare una dieta salutare. La loro integrazione nella dieta moderna può aiutare a promuovere la salute in modo naturale, rispettando le tradizioni culinarie e l'ambiente.

# PIATTI TIPICI DEL CILENTO A BASE DI LEGUMI: UNA TRADIZIONE CULINARIE RICCA E NUTRIENTE

Nella tradizione culinaria del Cilento, i legumi occupano un posto di rilievo, testimoniando l'importanza di una dieta equilibrata e nutriente. Varietà come lenticchie, ceci, fagioli e cicerchie sono coltivate nelle terre fertili di questa regione, diventando ingredienti fondamentali di molti piatti tipici.

## PASTA E FAGIOLI

Un classico piatto cilentano, la pasta e fagioli è un esempio perfetto di come i legumi possano essere trasformati in un pasto delizioso e sostanzioso. Combinando pasta tradizionale con fagioli locali, questo piatto è arricchito con aglio, olio d'oliva e peperoncino, offrendo un equilibrio perfetto tra semplicità e gusto.

## MINESTRA DI CECI

La minestra di ceci è un'altra pietanza tipica del Cilento. I ceci, con il loro sapore ricco e la loro consistenza morbida, sono spesso abbinati a ingredienti come la pasta, verdure fresche e un tocco di olio d'oliva extravergine, creando una zuppa nutriente e riscaldante.

## CICERCHIE IN UMIDO

Le cicerchie, un tipo di legume meno conosciuto ma altrettanto nutritivo, sono preparate tradizionalmente in umido nel Cilento. Questo piatto, con la sua consistenza unica e il sapore caratteristico, rappresenta una parte importante della biodiversità culinaria della regione.

I piatti a base di legumi del Cilento non sono solo un'espressione della ricca tradizione culinaria della regione, ma rappresentano anche una scelta alimentare salutare e sostenibile. Incorporando questi piatti nella dieta quotidiana, è possibile godere dei benefici nutrizionali dei legumi mentre si assapora la vera essenza della cucina cilentana.

# CARCIOFI DEL CILENTO: CARATTERISTICHE NUTRIZIONALI E BENEFICI PER LA SALUTE

I carciofi del Cilento, coltivati nella rigogliosa regione del Sud Italia, sono noti per il loro sapore distintivo e i numerosi benefici per la salute. Questo ortaggio versatile è un ingrediente fondamentale nella dieta mediterranea e vanta una lunga storia nella cucina tradizionale del Cilento.

## VALORE NUTRIZIONALE DEI CARCIOFI

I carciofi sono una fonte eccellente di fibre, vitamine (soprattutto C e K) e minerali come magnesio, ferro, fosforo e calcio. Sono bassi in calorie, rendendoli un'ottima scelta per chi è attento al proprio regime alimentare. Inoltre, contengono importanti composti antiossidanti come la cinarina e la luteolina.

La cinarina è un composto chimico appartenente alla classe dei polifenoli, noto soprattutto per essere uno dei principali costituenti attivi del carciofo. Questo composto ha attirato l'attenzione per le sue molteplici proprietà benefiche per la salute. Ecco alcuni dettagli chiave sulla cinarina:

1. Effetti benefici sul fegato:
   - La cinarina è nota per le sue proprietà epatoprotettive. Aiuta a stimolare la produzione e il flusso della bile, che è essenziale per la digestione e l'assorbimento dei grassi. Questa stimolazione del flusso biliare può anche aiutare nella rigenerazione del tessuto epatico.

2. Proprietà antiossidanti:
   - Come antiossidante, la cinarina contribuisce a
neutralizzare i radicali liberi, proteggendo così le cellule da
danni ossidativi. Questa azione può aiutare a ridurre il
rischio di alcune malattie croniche.

3. Gestione del colesterolo:
   - Alcuni studi hanno suggerito che la cinarina può
aiutare a ridurre i livelli di colesterolo cattivo (LDL) e
aumentare i livelli di colesterolo buono (HDL),
migliorando così il profilo lipidico complessivo.

4. Effetti diuretici:
   - La cinarina ha proprietà diuretiche, favorendo
l'eliminazione di liquidi in eccesso attraverso i reni.
Questo può essere utile per coloro che soffrono di
ritenzione idrica.

5. Controllo della glicemia:
   - Alcune ricerche indicano che la cinarina può
influenzare positivamente i livelli di glucosio nel sangue,
rendendola un potenziale alleato nel controllo del diabete.

La cinarina rappresenta un esempio di come i composti
naturali trovati nelle piante possano offrire importanti
benefici per la salute umana. Tuttavia, è importante
ricordare che la ricerca sulla cinarina è ancora in corso, e
ulteriori studi sono necessari per comprendere appieno il
suo potenziale terapeutico.

BENEFICI PER LA SALUTE

1. SALUTE DIGESTIVA:

- I carciofi sono ricchi di fibre, che aiutano a promuovere una sana digestione e possono aiutare a prevenire problemi come la stitichezza e l'irregolarità intestinale.

- La cinarina, un composto trovato nei carciofi, stimola la produzione di bile, che aiuta nella digestione dei grassi.

## 2. SALUTE DEL FEGATO:

- La cinarina ha anche proprietà epatoprotettive, che possono contribuire alla salute del fegato e alla rigenerazione del tessuto epatico.

## 3. CONTROLLO DEL COLESTEROLO:

- I carciofi possono aiutare a ridurre il colesterolo cattivo (LDL) e aumentare il colesterolo buono (HDL), favorendo così la salute cardiovascolare.

## 4. PROPRIETÀ ANTIOSSIDANTI:

- La luteolina, un altro antiossidante presente nei carciofi, ha proprietà anti-infiammatorie e può proteggere contro vari tipi di cancro.

## 5. CONTROLLO DELLA GLICEMIA:

- Grazie al loro basso indice glicemico, i carciofi sono adatti per chi soffre di diabete o per chi cerca di mantenere stabili i livelli di zucchero nel sangue.

## USO CULINARIO E TRADIZIONALE

Nella cucina del Cilento, i carciofi vengono utilizzati in una varietà di modi: possono essere cotti a vapore, grigliati, fritti o usati come ingrediente principale in stufati e insalate. Sono spesso abbinati con altri prodotti locali come olio d'oliva, limone e aglio, esaltandone il sapore unico.

I carciofi del Cilento non solo aggiungono sapore e varietà alla dieta, ma offrono anche numerosi benefici per la salute. La loro integrazione nella dieta quotidiana può aiutare a migliorare la salute digestiva, proteggere il fegato, controllare il colesterolo e il livello di zucchero nel sangue, oltre a fornire potenti antiossidanti.

# ZUCCHINA SERPENTINA DEL CILENTO: CARATTERISTICHE NUTRIZIONALI E BENEFICI PER LA SALUTE

La zucchina serpentina del Cilento, una varietà di zucchina coltivata nella regione del Cilento, è nota per la sua forma unica e il suo sapore delicato. Questo ortaggio, parte integrante della dieta mediterranea, offre una serie di benefici nutrizionali e per la salute.

## VALORE NUTRIZIONALE

La zucchina serpentina è un'ottima fonte di vitamine, in particolare vitamina C, vitamina A e alcune vitamine del gruppo B. È anche ricca di minerali come potassio, magnesio e ferro. Inoltre, contiene antiossidanti e fitonutrienti che aiutano a proteggere il corpo dai danni dei radicali liberi.

## BENEFICI PER LA SALUTE

### 1. IDRATAZIONE E DIGESTIONE:
- Ricca di acqua e fibre, la zucchina serpentina aiuta a mantenere il corpo idratato e favorisce una digestione sana.

### 2. SALUTE DEL CUORE:
- I fitonutrienti e il potassio presenti nelle zucchine possono aiutare a ridurre la pressione sanguigna e migliorare la salute cardiovascolare.

### 3. CONTROLLO DEL PESO:

- Bassa in calorie e alta in fibre, la zucchina serpentina è ideale per chi cerca di perdere peso o mantenere un peso salutare.

## 4. SALUTE DEGLI OCCHI:

- La vitamina A e i carotenoidi come la luteina e la zeaxantina possono contribuire alla salute degli occhi e prevenire malattie come la degenerazione maculare.

## 5. EFFETTI ANTIOSSIDANTI E ANTINFIAMMATORI:

- Gli antiossidanti presenti nelle zucchine aiutano a combattere l'infiammazione e possono ridurre il rischio di malattie croniche.

## USO CULINARIO E TRADIZIONALE

Nella cucina del Cilento, la zucchina serpentina è usata in diversi modi: può essere grigliata, saltata, cotta al vapore o usata in zuppe e stufati. La sua consistenza morbida e il gusto delicato la rendono versatile e adatta a numerosi piatti.

La zucchina serpentina del Cilento non solo è un delizioso componente della cucina italiana, ma offre anche numerosi benefici per la salute. La sua inclusione regolare nella dieta può contribuire a una migliore idratazione, digestione, salute del cuore, controllo del peso e benessere generale.

# CASTAGNE DEL CILENTO: CARATTERISTICHE NUTRIZIONALI E BENEFICI PER LA SALUTE

Le castagne del Cilento, una zona nota per la sua biodiversità e la ricchezza dei suoi prodotti agricoli, sono un alimento tradizionale e nutritivo. Consumate fresche, essiccate o trasformate in farina, le castagne sono apprezzate per il loro gusto dolce e le loro proprietà salutari.

## VALORE NUTRIZIONALE DELLE CASTAGNE

Le castagne sono un'eccezionale fonte di carboidrati complessi, fibre alimentari e hanno un basso contenuto di grassi. Sono inoltre una buona fonte di vitamine del gruppo B, vitamina C, potassio, magnesio e ferro. A differenza di altri frutti a guscio, le castagne hanno un basso contenuto di proteine e grassi, ma sono ricche di amido.

## BENEFICI PER LA SALUTE

### 1. ENERGIA SOSTENIBILE:
  - L'alto contenuto di carboidrati complessi fornisce energia sostenibile, rendendole un'ottima scelta per chi ha bisogno di energia duratura.

### 2. SALUTE DIGESTIVA:
  - Le fibre presenti nelle castagne aiutano a mantenere un sistema digestivo sano e possono contribuire alla prevenzione della stitichezza.

### 3. SALUTE CARDIOVASCOLARE:

- Il basso contenuto di grassi e l'assenza di colesterolo rendono le castagne un'opzione salutare per il cuore.

## 4. CONTROLLO DEL PESO:

- Le castagne possono essere incluse in una dieta equilibrata per aiutare nel controllo del peso, grazie al loro alto contenuto di fibre e basso contenuto di grassi.

## 5. PREVENZIONE DI MALATTIE:

- La vitamina C e gli antiossidanti presenti nelle castagne possono contribuire alla prevenzione di alcune malattie croniche e migliorare il sistema immunitario.

## USO TRADIZIONALE E CULINARIO

Le castagne sono utilizzate in vari modi nella cucina del Cilento. Sono consumate arrostite, bollite, o trasformate in farina per la preparazione di dolci, pane e pasta. La loro versatilità le rende un ingrediente adatto a numerosi piatti tradizionali.

Le castagne del Cilento offrono non solo un gusto unico e una tradizione culinaria ricca, ma anche numerosi benefici per la salute. La loro inclusione nella dieta può contribuire a un'alimentazione equilibrata e sostenibile, mantenendo al tempo stesso vivo un importante patrimonio culturale e gastronomico.

# L'INFLUENZA DELLA DIETA MEDITERRANEA SULLE TRADIZIONI CILENTANE

Il legame tra il Cilento e la dieta mediterranea è profondo e indissolubile, un'intreccio di tradizioni culinarie e stili di vita che rispecchia l'essenza stessa di questa terra. Questa sezione del libro esplora come la dieta mediterranea, con le sue radici antiche e i suoi principi salutari, abbia plasmato non solo l'alimentazione ma anche la cultura e le abitudini quotidiane del popolo cilentano.

## UNA DIETA CHE È STORIA E CULTURA

La dieta mediterranea, riconosciuta dall'UNESCO come Patrimonio Culturale Immateriale dell'Umanità, non è solo un elenco di cibi o un regime alimentare. Nel Cilento, essa rappresenta un retaggio storico, un insieme di sapere che si è tramandato di generazione in generazione. Questo stile alimentare, basato su prodotti della terra e del mare, è un riflesso della geografia e della storia del Cilento, dove la natura generosa ha sempre offerto i suoi doni agli abitanti.

Principi della dieta mediterranea e la loro applicazione nel Cilento

Il cuore della dieta mediterranea è l'utilizzo di ingredienti freschi e di stagione, una pratica che nel Cilento è più di una scelta: è uno stile di vita. Le verdure, coltivate nei fertili orti cilentani, i cereali, i legumi e la frutta sono la base di ogni pasto, accompagnati da pesce fresco, ricco di Omega-3 e altre sostanze benefiche per la salute. La carne, consumata con moderazione, è spesso arricchita da erbe aromatiche che crescono spontanee nella campagna cilentana.

Un altro pilastro della dieta mediterranea è l'uso dell'olio d'oliva come principale fonte di grassi. Nel Cilento, l'olio extravergine d'oliva è più di un condimento; è un elemento fondamentale della cultura locale, un legame tangibile con la terra e le sue tradizioni.

L'Impatto sulla salute e longevità

Studi scientifici hanno dimostrato che la dieta mediterranea ha numerosi benefici per la salute, tra cui la riduzione del rischio di malattie cardiache, diabete e alcune forme di cancro. Nel Cilento, l'adozione di questo stile alimentare ha mostrato un impatto significativo sulla longevità dei suoi abitanti. Questo non sorprende, considerando che la dieta è solo una parte di un più ampio stile di vita che include attività fisica regolare, il consumo moderato di vino e un forte senso di comunità.

La dieta mediterranea nel Cilento è più di un semplice modello nutrizionale; è un'espressione di un legame profondo con la terra, un rispetto per le stagioni e per i ritmi naturali della vita. Essa rappresenta una sintesi perfetta tra gusto, salute e tradizione, un esempio luminoso di come l'alimentazione possa essere al tempo stesso piacere e medicina, cultura e arte di vivere.

# I COMUNI DEL CILENTO

## PANORAMA DEI COMUNI CILENTANI

Il Cilento è un territorio ricco di diversità, sia in termini di paesaggio che di cultura. Ogni comune in questa regione possiede una sua identità unica, frutto di una storia millenaria e di tradizioni che si sono evolute nel corso dei secoli. Da paesini arroccati sulle colline a piccole città costiere, il Cilento offre un caleidoscopio di esperienze e di paesaggi.

Un viaggio attraverso i comuni cilentani ci conduce alla scoperta di luoghi incantati come Pisciotta, dove il tempo sembra essersi fermato, con le sue strette vie lastricate e le case in pietra che guardano il mare. O Acciaroli, un piccolo borgo marinaro noto per la sua spiaggia cristallina e per essere stato fonte di ispirazione per Ernest Hemingway.

Non possiamo dimenticare Castellabate, un gioiello incastonato tra il mare e il cielo, famoso per il suo centro storico medievale e per le sue spiagge dorate. E poi c'è Ascea, con i suoi magnifici resti dell'antica città di Elea, culla della scuola filosofica degli Eleati.

## CARATTERISTICHE UNICHE DI OGNI COMUNE

Ogni comune del Cilento ha qualcosa di unico da offrire, che sia un prodotto tipico, una festa tradizionale o un aneddoto storico. Per esempio, Agropoli, con il suo affascinante centro storico e il castello angioino, è nota per il suo porto turistico e per le passeggiate sul lungomare.

Nel cuore del Cilento, si trova la piccola cittadina di Teggiano, famosa per il suo patrimonio artistico e storico, con un centro storico ricco di chiese, palazzi nobiliari e una fortezza medievale che domina la valle.

A sud, Policastro Bussentino, con le sue antiche radici greche e la sua splendida cattedrale, racconta storie di commerci marittimi e di incroci culturali. E poi c'è Santa Maria di Castellabate, un borgo di pescatori dove la vita scorre lenta e dove il mare e la spiaggia giocano un ruolo centrale nella vita quotidiana.

In ogni angolo del Cilento, si respira un'atmosfera di autenticità e si percepisce un forte legame con il passato. La varietà di paesaggi, dai monti alle coste, dai boschi agli uliveti, conferisce a ogni comune una propria peculiarità, sia nella natura che nella cultura.

# MAPPA E DESCRIZIONE DEI COMUNI DEL CILENTO

Sulla mappa del Cilento, ogni comune è un mondo a sé, ricco di storie e tradizioni. Da Paestum, famosa per i suoi antichi templi greci, a Castellabate, con le sue splendide vedute del mare, ogni angolo della regione offre un'esperienza unica.

La vita quotidiana in questi comuni è un mosaico di antiche tradizioni e modernità. A Pioppi, per esempio, il legame con il mare è ancora vivo nelle pratiche di pesca tradizionale, mentre le colline di Laurino sono testimoni di secolari tradizioni agricole.

**Comuni del Cilento - breve descrizione**
1. Agropoli: Famosa per il suo castello normanno e le bellissime spiagge, è la porta d'accesso al Cilento.
2. Albanella: Conosciuta per le sue aree naturali e la produzione agricola.
3. Alfano: Piccolo comune noto per la sua storia e le architetture rurali.
4. Altavilla Silentina: Ricca di siti archeologici e monumenti storici.
5. Aquara: Famosa per le sue tradizioni culturali e le bellezze paesaggistiche.
6. Ascea: Conosciuta per l'antica città di Velia e le sue spiagge.
7. Bellosguardo: Caratterizzata da un suggestivo centro storico e una natura rigogliosa.
8. Camerota: Rinomata per le sue spiagge, tra cui la famosa Marina di Camerota.
9. Campora: Piccolo borgo immerso nella natura, noto per la sua tranquillità.

10. Cannalonga: Un comune incantevole, celebre per le sue feste tradizionali.

11. Capaccio-Paestum: Famosa per i suoi antichi templi greci e il sito archeologico di Paestum.

12. Casal Velino: Nota per le sue spiagge e il porto turistico di Marina di Casal Velino.

13. Caselle in Pittari: Un borgo caratteristico immerso nelle colline.

14. Castelcivita: Famosa per le sue grotte carsiche e i paesaggi naturali.

15. Castellabate: Patrimonio UNESCO, noto per il suo centro storico medievale.

16. Castelnuovo Cilento: Un incantevole borgo con vista sulle colline cilentane.

17. Castel San Lorenzo: Conosciuto per la produzione vinicola e le tradizioni enogastronomiche.

18. Celle di Bulgheria: Famosa per il suo patrimonio naturale e le escursioni in montagna.

19. Centola: Nota per Palinuro con le sue grotte marine e spiagge cristalline.

20. Ceraso: Caratterizzata dalla sua architettura storica e tradizioni rurali.

21. Cicerale: Conosciuto per la sua posizione panoramica e la produzione di olio d'oliva.

22. Controne: Famoso per i suoi fagioli, con una festa annuale dedicata a questo prodotto.

23. Corleto Monforte: Un borgo storico con una ricca tradizione vinicola.

24. Cuccaro Vetere: Nota per le sue tradizioni antiche e la natura incontaminata.

25. Felitto: Famoso per le Gole del Calore e per la sua cucina tradizionale.

26. Futani: Conosciuto per le sue bellezze paesaggistiche e le tradizioni agricole.

27. Gioi: Ricco di storia e tradizioni, con una spettacolare vista sulle montagne.

28. Giungano: Conosciuto per la sua architettura storica e le feste tradizionali.

29. Ispani: Famoso per le sue splendide spiagge e il paesaggio costiero.

30. Laureana Cilento: Conosciuto per il suo ricco patrimonio storico e culturale.

31. Laurino: Famosa per il suo centro storico e le feste tradizionali.

32. Laurito: Un piccolo borgo immerso nella natura, noto per la sua tranquillità.

33. Lustra: Conosciuto per le sue viste panoramiche e l'agricoltura.

34. Magliano Vetere: Famoso per le sue rovine storiche e il paesaggio rurale.

35. Montano Antilia: Offre uno splendido panorama sulle montagne circostanti.

36. Monteforte Cilento: Nota per il suo borgo storico e le tradizioni culturali.

37. Monte San Giacomo: Famosa per la sua natura incontaminata e i prodotti locali.

38. Morigerati: Conosciuta per la sua riserva naturale e l'oasi WWF.

39. Novi Velia: Famosa per il suo antico santuario e le tradizioni religiose.

40. Ogliastro Cilento: Conosciuto per il suo paesaggio rurale e le tradizioni agricole.

41. Moio della Civitella: Famoso per la sua posizione panoramica e i vigneti.

42. Montano Antilia: Nota per le sue vedute panoramiche e l'ambiente naturale.

43. Monte San Giacomo: Caratterizzato da paesaggi montani e tradizioni agricole.

44. Montecorice: Conosciuto per le sue spiagge e il paesaggio costiero.
45. Monteforte Cilento: Famoso per il suo centro storico e le tradizioni culturali.
46. Montesano sulla Marcellana: Nota per il suo patrimonio storico e naturale.
47. Morigerati: Rinomata per l'Oasi WWF e le bellezze naturali.
48. Novi Velia: Famosa per il santuario dell'Annunziata e le tradizioni religiose.
49. Ogliastro Cilento: Conosciuto per il suo paesaggio rurale e le tradizioni agricole.
50. Omignano: Famoso per le sue colline verdi e l'ambiente tranquillo.
51. Orria: Nota per il suo patrimonio storico e le tradizioni culturali.
52. Ottati: Famosa per le sue aree naturali e le escursioni in montagna.
53. Padula: Conosciuta per la Certosa di San Lorenzo, un'imponente struttura monastica.
54. Perdifumo: Rinomata per il suo ricco patrimonio storico e culturale.
55. Perito: Famoso per il suo ambiente naturale e le tradizioni rurali.
56. Pertosa: Nota per le Grotte di Pertosa-Auletta, un'attrazione turistica principale.
57. Petina: Caratterizzata da paesaggi naturali mozzafiato e storia.
58. Piaggine: Famosa per le sue tradizioni legate alla montagna e la natura incontaminata.
59. Pisciotta: Un pittoresco borgo marino noto per il suo olio d'oliva e il patrimonio storico.
60. Policastro Bussentino: Una località storica con un importante passato greco e romano.

61. Polla: Conosciuta per il suo centro commerciale e come porta d'accesso al Vallo di Diano.

62. Pollica: Famosa per la Dieta Mediterranea e il suo bellissimo litorale.

63. Postiglione: Nota per i suoi castelli e le bellezze naturali.

64. Prignano Cilento: Famoso per il suo centro storico e le tradizioni agricole.

65. Roccadaspide: Conosciuto per il suo castello medievale e le tradizioni culturali.

66. Roccagloriosa: Ricca di siti archeologici e storia antica.

67. Rofrano: Nota per le sue foreste e i paesaggi naturali.

68. Roscigno: Famosa per Roscigno Vecchia, un villaggio abbandonato e ben conservato.

69. Rutino: Conosciuto per il suo ambiente rurale tranquillo.

70. Sacco: Famoso per le sue tradizioni storiche e la natura incontaminata.

71. Sala Consilina: Un importante centro urbano noto per il suo patrimonio storico.

72. Salento: Famoso per il suo paesaggio montano e le tradizioni rurali.

73. Salvitelle: Conosciuto per le sue vedute panoramiche e l'ambiente naturale.

74. San Mauro Cilento: Nota per il suo olio d'oliva e il bellissimo paesaggio.

75. San Mauro La Bruca: Famoso per il suo santuario e le tradizioni religiose.

76. San Giovanni a Piro: Un borgo con viste spettacolari sulla costa.

77. San Pietro al Tanagro: Conosciuto per il suo patrimonio storico e culturale.

78. San Rufo: Famoso per le sue aree naturali e la tranquillità.

79. Sant'Angelo a Fasanella: Nota per le sue grotte storiche e le tradizioni religiose.

80. Sant'Arsenio: Caratterizzato da un ricco patrimonio storico e culturale.

81. Santa Marina: Conosciuta per le sue splendide spiagge e la località balneare di Policastro Bussentino.

82. Serramezzana: Uno dei comuni più piccoli del Cilento, famoso per la sua tranquillità e il paesaggio naturale.

83. Sessa Cilento: Nota per il suo patrimonio storico e le architetture tradizionali.

84. Sicignano degli Alburni: Famoso per le sue aree naturali e i percorsi escursionistici.

85. Stella Cilento: Un pittoresco borgo con splendide viste sulla campagna circostante.

86. Sanza: Nota per la sua natura incontaminata e come porta d'accesso al Parco Nazionale del Cilento.

87. Sapri: Una vivace città costiera con una ricca storia e belle spiagge.

88. Sassano: Famosa per i suoi campi di papaveri e il patrimonio culturale.

89. Serre: Conosciuta per le sue aree verdi e la produzione agricola.

90. Stio: Famosa per il suo ambiente naturale e la tranquillità.

91. Teggiano: Nota per il suo importante patrimonio storico e il castello medievale.

92. Torchiara: Famosa per il suo paesaggio pittoresco e le tradizioni agricole.

93. Torraca: Conosciuta per la sua produzione di olio d'oliva e il paesaggio rurale.

94. Torre Orsaia: Un comune ricco di storia e tradizioni.

95. Tortorella: Famosa per le sue viste panoramiche e il carattere tranquillo.

96. Trentinara: Nota per le sue affascinanti vedute panoramiche e il patrimonio culturale.

97. Valle dell'Angelo: Un piccolo borgo incastonato tra le montagne, famoso per la sua atmosfera pacifica e le tradizioni.

98. Vallo della Lucania: Il cuore amministrativo del Cilento, con un vivace centro e importanti istituzioni.

99. Vibonati: Un incantevole comune costiero noto per le sue spiagge e la storia.

# LONGEVITÀ NEL CILENTO - UN SECOLO DI VITA

## ANALISI DELLA VITA MEDIA NEL CILENTO NEGLI ULTIMI 100 ANNI

La longevità nel Cilento non è soltanto un fenomeno moderno, ma una caratteristica che si estende nel corso di un secolo, intrecciando storie di vita e di resilienza. Analizzando gli ultimi cento anni, emerge un quadro affascinante che collega stile di vita, ambiente e genetica alla notevole longevità degli abitanti di questa regione.

### UN SECOLO DI CAMBIAMENTI E COSTANTI

Il XX secolo ha visto il mondo cambiare a ritmi senza precedenti, e il Cilento non è stato un'eccezione. Dalle due guerre mondiali alle trasformazioni sociali ed economiche del dopoguerra, la regione ha attraversato momenti di grande difficoltà e di trasformazione. Nonostante ciò, la vita media nel Cilento ha mostrato una tendenza costante all'aumento, un fenomeno che ha attratto l'attenzione di scienziati e ricercatori.

Nel corso del secolo, si sono verificati miglioramenti significativi nelle condizioni di vita, nell'accesso alle cure mediche e nell'educazione, fattori che hanno giocato un ruolo chiave nell'aumento della longevità. Tuttavia, è nell'unicità dello stile di vita cilentano che possiamo trovare alcune delle risposte più convincenti a questo enigma.

## STILE DI VITA E TRADIZIONI: PILASTRI DELLA LONGEVITÀ

Gli abitanti del Cilento vivono in un modo che celebra la lentezza e la qualità della vita, piuttosto che la frenesia e l'efficienza. Questo approccio alla vita, combinato con una dieta ricca di prodotti locali e una forte connessione con la natura, ha creato un ambiente ideale per una vita lunga e sana.

La dieta mediterranea, con il suo ricco apporto di vegetali, cereali integrali, legumi e olio d'oliva, e un consumo moderato di carne e prodotti lattiero-caseari, ha dimostrato di avere effetti benefici sulla longevità. Inoltre, la vita sociale attiva e il senso di comunità, così radicati nel Cilento, contribuiscono alla salute mentale e emotiva degli anziani, fattori altrettanto importanti per una vita lunga e appagante.

## LEZIONI DAL PASSATO, PROSPETTIVE PER IL FUTURO

L'analisi della vita media nel Cilento negli ultimi 100 anni ci offre preziose lezioni. Mostra come la longevità sia il risultato di una combinazione di fattori: genetica, ambiente, stile di vita e dieta. Il Cilento, con la sua storia secolare e le sue tradizioni viventi, rappresenta un modello da studiare e da cui trarre ispirazione per promuovere stili di vita salutari e sostenibili.

In un'epoca in cui il mondo si confronta con sfide sempre
più complesse in termini di salute e benessere, il Cilento
offre una finestra su un modo di vivere che potrebbe
essere la chiave per una vita più lunga e soddisfacente per
tutti.

# STUDI E RICERCHE SULLA LONGEVITÀ NELLA REGIONE

Il Cilento non è solo una terra di miti e storie antiche, ma anche un laboratorio vivente per gli studiosi di longevità. Negli ultimi decenni, questa regione è diventata oggetto di intensi studi e ricerche volti a comprendere i segreti di una vita lunga e salutare.

## LA SCIENZA INCONTRA LA TRADIZIONE

La ricerca sulla longevità nel Cilento è un intrigante incrocio tra scienza moderna e saggezza tradizionale. Gli studi condotti qui abbracciano diverse discipline, dalla genetica alla dietetica, dalla medicina preventiva alla psicologia. L'obiettivo è scoprire come i diversi fattori - genetici, ambientali, nutrizionali e sociali - interagiscano per favorire una vita più lunga.

Uno degli aspetti più studiati è il legame tra la dieta mediterranea e la longevità. Gli scienziati hanno esaminato come il consumo regolare di olio d'oliva, frutta, verdura e pesce, tipici della dieta cilentana, influenzi la salute cardiovascolare, riduca il rischio di malattie croniche e contribuisca al benessere generale.

## GENETICA E AMBIENTE: UN LEGAME INDISSOLUBILE

Oltre alla dieta, la genetica gioca un ruolo cruciale nella longevità cilentana. Alcuni studi si sono concentrati sull'analisi del DNA degli anziani del Cilento, cercando di identificare marcatori genetici associati alla longevità. Queste ricerche hanno rivelato la presenza di varianti genetiche che potrebbero influenzare la longevità, fornendo spunti importanti sulla predisposizione genetica alla vita lunga.

Tuttavia, la genetica da sola non può spiegare la notevole longevità degli abitanti del Cilento. L'ambiente, con il suo clima mite, l'aria pulita e l'abbondanza di prodotti naturali, contribuisce significativamente a questo fenomeno. La combinazione di questi fattori ambientali, insieme a uno stile di vita attivo e a una forte coesione sociale, crea le condizioni ideali per una vita lunga e sana.

Prospettive future della ricerca.

Le ricerche nel Cilento continuano a fornire spunti vitali per comprendere la longevità. Gli scienziati stanno ora esplorando l'impatto dell'epigenetica - come i fattori ambientali e comportamentali possano influenzare l'espressione genica - e il ruolo della microbiota intestinale nella salute e nella longevità.

Il Cilento, con la sua unica combinazione di fattori genetici, ambientali e culturali, rappresenta un caso di studio eccezionale per il mondo scientifico. Le lezioni apprese qui hanno il potenziale per influenzare le pratiche di salute pubblica e i consigli nutrizionali a livello globale, guidandoci verso una comprensione più profonda di come vivere una vita lunga e appagante.

# I SEGRETI DELLA LONGEVITÀ CILENTANA

## APPROFONDIMENTI SULLO STILE DI VITA CILENTANO

Lo stile di vita cilentano è un mosaico di pratiche quotidiane, tradizioni e filosofie di vita che insieme contribuiscono alla notevole longevità dei suoi abitanti. Questo capitolo si immerge nelle abitudini, nei ritmi e nelle usanze che rendono il Cilento un luogo dove il tempo sembra scorrere più lentamente, e la vita si estende più a lungo.

### RITMI NATURALI E CONNESSIONE CON LA TERRA

La vita nel Cilento è profondamente radicata nei ritmi della natura. Gli abitanti seguono il ciclo delle stagioni, sia nel lavoro che nel riposo, rispettando il tempo naturale delle cose. L'agricoltura, ancora praticata secondo metodi tradizionali, non solo fornisce cibo fresco e nutriente, ma insegna anche il valore della pazienza e del lavoro manuale. Questa connessione con la terra e i suoi cicli contribuisce a un senso di benessere e appagamento che si riflette nella salute fisica e mentale.

### LA DIETA: NON SOLO CIBO, MA UN MODO DI VIVERE

La dieta cilentana, parte integrante della dieta mediterranea, è ricca di vegetali, cereali integrali, legumi, frutta, pesce e olio d'oliva, con un consumo moderato di carne. Ma più che un semplice elenco di alimenti, è un approccio al cibo che enfatizza la freschezza, la stagionalità e il piacere di mangiare. I pasti sono visti come momenti di condivisione e gioia, non solo come necessità nutrizionali. Questo approccio al cibo e al mangiare insieme, in famiglia o con la comunità, rafforza i legami sociali e contribuisce al benessere emotivo.

## ATTIVITÀ FISICA COME PARTE DELLA VITA QUOTIDIANA

L'attività fisica nel Cilento non è confinata in palestre o programmi di esercizio strutturati, ma è integrata naturalmente nella vita quotidiana. Il lavoro nei campi, le passeggiate nei paesi collinari, la nuotata nel mare cristallino sono tutte attività che mantengono il corpo attivo e in salute. Anche le abitudini quotidiane, come l'utilizzo di scale anziché ascensori, o la preferenza per passeggiate brevi anziché usare l'automobile, contribuiscono a un costante livello di attività fisica.

## UN SENSO DI COMUNITÀ E APPARTENENZA

Uno degli aspetti più importanti dello stile di vita cilentano è il forte senso di comunità. La vita sociale è ricca e coinvolgente, con frequenti occasioni di incontro, festività e celebrazioni comunitarie. Questo forte senso di appartenenza e supporto sociale gioca un ruolo cruciale nel promuovere la salute mentale e nel ridurre lo stress, fattori che sono stati collegati alla longevità.

Lo stile di vita cilentano, con la sua enfasi sulla natura, sulla dieta sana, sull'attività fisica integrata e sulle forti relazioni sociali, offre preziosi spunti per una vita più lunga e più sana. Queste pratiche quotidiane, intrise di saggezza tradizionale e abbracciate con gioia e consapevolezza, sono i veri segreti della longevità cilentana.

# FATTORI AMBIENTALI E SOCIALI INFLUENTI

La longevità nel Cilento è un fenomeno complesso, che non può essere attribuito a una singola causa, ma piuttosto a un'intreccio di fattori ambientali e sociali che insieme creano un ecosistema favorevole alla salute e al benessere. In questa sezione, esploriamo come questi fattori si combinano per contribuire alla notevole longevità degli abitanti del Cilento.

## L'IMPORTANZA DELL'AMBIENTE NATURALE

Il Cilento è una regione benedetta da un ambiente naturale di eccezionale bellezza e diversità. Il clima mite, le montagne rigogliose, le coste pulite e le vaste aree verdi offrono non solo uno scenario pittoresco, ma anche un habitat ideale per una vita sana. La qualità dell'aria e dell'acqua, la biodiversità e la disponibilità di prodotti alimentari freschi e naturali giocano un ruolo cruciale nella salute degli abitanti.

## COESIONE SOCIALE E SUPPORTO COMUNITARIO

Un altro elemento fondamentale nella longevità cilentana è il forte senso di comunità. Le tradizioni, le festività e gli eventi sociali sono occasioni per rafforzare i legami tra le persone, creando un tessuto sociale resiliente e solidale. Questa coesione offre supporto emotivo e pratico, contribuendo a una migliore qualità della vita, in particolare per gli anziani.

## STILE DI VITA RURALE E RITMI LENTI

Il ritmo della vita nel Cilento è in netto contrasto con l'accelerazione caratteristica delle aree urbane. Qui, il tempo sembra scorrere più lentamente, permettendo alle persone di vivere in modo più consapevole e meno stressante. La vita rurale, con le sue attività quotidiane legate alla terra e ai cicli naturali, promuove un'esistenza equilibrata e salutare.

## L'IMPATTO DEL PAESAGGIO SUL BENESSERE

Il paesaggio del Cilento non è solo un piacere per gli occhi, ma anche un fattore determinante per il benessere. Le aree verdi, i parchi e le riserve naturali offrono spazi per l'attività fisica e il relax, mentre la vicinanza al mare fornisce opportunità per il nuoto e altre attività acquatiche, contribuendo al benessere fisico e mentale.

In sintesi, la longevità nel Cilento è il risultato di un equilibrio armonioso tra fattori ambientali e sociali. L'ambiente naturale fornisce le risorse per una vita sana, mentre la coesione sociale assicura un sostegno emotivo e pratico. Questa combinazione, insieme a uno stile di vita equilibrato e a ritmi di vita più lenti, crea le condizioni ideali per una lunga e soddisfacente esistenza.

# LONGEVITÀ COME "MALATTIA"

## DEFINIZIONE DÌ LONGEVITÀ

La longevità si riferisce alla durata della vita di un organismo e indica generalmente un'estensione della vita ben oltre l'età media attesa per una data specie o popolazione. Nel contesto umano, la longevità è spesso esplorata attraverso vari aspetti, che includono la genetica, lo stile di vita, l'ambiente e le pratiche mediche.
È importante notare che la longevità non implica solo la durata della vita, ma anche la qualità di quella vita, specialmente negli anni più avanzati.

ASPETTI DELLA LONGEVITÀ:

1. LONGEVITÀ ASSOLUTA E RELATIVA:
   - LONGEVITÀ ASSOLUTA:
Si riferisce alla massima durata della vita registrata per un individuo all'interno di una specie. Ad esempio, la massima longevità umana documentata è di 122 anni (Jeanne Calment).
   - LONGEVITÀ RELATIVA:
Considera la durata media della vita in una popolazione specifica, tenendo conto di fattori come il sesso, la genetica, le condizioni ambientali e socio-economiche.

2. FATTORI GENETICI:
   - La genetica svolge un ruolo chiave nella longevità. Alcuni geni sono stati associati alla longevità, influenzando processi come il metabolismo, la riparazione del DNA e la risposta allo stress.

## 3. STILE DI VITA E FATTORI AMBIENTALI:

- Elementi come dieta, esercizio fisico, esposizione a sostanze nocive, stress e condizioni di vita complessive hanno un impatto significativo sulla longevità.

## 4. SALUTE E MALATTIE:

- La prevenzione e la gestione efficace delle malattie croniche, come le malattie cardiache, il diabete e il cancro, sono fondamentali per raggiungere una lunga durata della vita.

## 5. ASPETTI PSICOLOGICI E SOCIALI:

- Fattori psicologici come l'atteggiamento positivo, la resilienza e le relazioni sociali influenzano anche la longevità.

## 6. QUALITÀ DELLA VITA:

- La longevità è anche misurata in termini di qualità della vita, che include la salute fisica e mentale, il benessere emotivo e la soddisfazione personale.

## 7. LONGEVITÀ NELLE DIVERSE CULTURE E SOCIETÀ:

- La durata media della vita può variare notevolmente tra diverse culture e società, a seconda di fattori come l'assistenza sanitaria, la dieta, le tradizioni e i livelli di sviluppo economico.

In conclusione, la longevità è un fenomeno complesso e multifattoriale che va oltre la semplice durata della vita. Comprende una combinazione di genetica, stile di vita, condizioni ambientali e sociali, oltre a una forte componente di benessere e qualità della vita.

# INTERPRETAZIONE DELLA LONGEVITÀ COME FENOMENO BIOLOGICO

Il concetto di longevità come "malattia", o meglio, come un fenomeno biologico che può essere analizzato e compreso scientificamente, apre nuove prospettive nella comprensione dell'invecchiamento umano. Questa sezione esplora come la longevità, specialmente quella osservata nel Cilento, possa essere interpretata attraverso il prisma della biologia e della medicina.

## DECODIFICARE LA LONGEVITÀ: UN PROCESSO BIOLOGICO COMPLESSO

La longevità è il risultato di un complesso intreccio di fattori biologici che interagiscono con l'ambiente e lo stile di vita. Gli scienziati hanno iniziato a decodificare questo puzzle, esaminando aspetti come la genetica, il metabolismo, la risposta del corpo allo stress e l'infiammazione.

Nel Cilento, l'analisi del DNA degli individui più anziani ha rivelato alcune peculiarità genetiche che possono contribuire alla loro longevità. Queste includono variazioni nei geni legati alla protezione dalle malattie cardiache, al metabolismo dei lipidi e all'infiammazione. Inoltre, studi sul metabolismo e sui biomarcatori dell'invecchiamento mostrano come il corpo degli anziani cilentani gestisca in modo efficace lo stress ossidativo e l'infiammazione, due processi chiave dell'invecchiamento.

## L'INVECCHIAMENTO COME ADATTAMENTO

Una prospettiva intrigante è considerare l'invecchiamento non come un declino ineluttabile, ma come un processo di adattamento. Nel corso della vita, il corpo umano si adatta continuamente alle sfide ambientali e biologiche. Questa capacità di adattamento può svolgere un ruolo cruciale nella determinazione della longevità. Nel Cilento, dove il modo di vivere è intimamente legato all'ambiente naturale e alla comunità, questo adattamento può essere osservato nella sua forma più pura.

## LONGEVITÀ E PREVENZIONE DELLE MALATTIE

Un altro aspetto chiave è come la longevità sia correlata alla prevenzione delle malattie. Nel Cilento, la bassa prevalenza di malattie croniche come il diabete, le malattie cardiovascolari e alcune forme di cancro suggerisce che la longevità potrebbe essere legata a una maggiore resilienza a queste condizioni. Questo porta a interrogarsi su come le scelte di vita e l'ambiente possano interagire con la biologia per promuovere una salute ottimale.

La longevità nel Cilento offre una finestra unica su come il processo biologico dell'invecchiamento possa essere influenzato da una combinazione di fattori genetici, ambientali e di stile di vita. Questo approccio ci permette di vedere l'invecchiamento non solo come un declino naturale, ma come un fenomeno complesso e dinamico che può essere influenzato positivamente. Il Cilento, con la sua straordinaria concentrazione di anziani in salute, diventa così un laboratorio naturale per studiare la longevità e i suoi misteri.

# DIBATTITI E TEORIE CORRENTI

La longevità umana è un campo di studio affascinante e complesso, ricco di dibattiti e teorie che cercano di spiegare perché alcune persone vivono più a lungo di altre. Nel contesto del Cilento, questi dibattiti assumono un significato particolare, offrendo spunti unici e stimolando nuove teorie.

## LA GENETICA DELLA LONGEVITÀ

Uno dei dibattiti più vivaci riguarda il ruolo della genetica nella longevità. Alcuni scienziati sostengono che la longevità sia in gran parte determinata dai geni, con studi che identificano specifici marcatori genetici associati a una vita più lunga. Tuttavia, altri ricercatori evidenziano l'importanza dell'ambiente e dello stile di vita, sottolineando che i geni lavorano in sinergia con questi fattori.

## TEORIA DELL'INVECCHIAMENTO PROGRAMMATO VS. DANNO ACCUMULATO

Un'altra area di dibattito è la teoria dell'invecchiamento. Da un lato, c'è la teoria dell'invecchiamento programmato, che suggerisce che l'invecchiamento sia un processo geneticamente determinato. Dall'altro lato, la teoria del danno accumulato propone che l'invecchiamento sia il risultato di danni cellulari e molecolari che si accumulano nel tempo. Nel Cilento, la notevole longevità degli abitanti offre un campo di osservazione privilegiato per testare queste teorie.

## IMPATTO DELL'EPIGENETICA

L'epigenetica, lo studio di come i comportamenti e l'ambiente possano influenzare il modo in cui i geni funzionano, è un altro campo che sta guadagnando attenzione. Gli scienziati stanno esplorando come fattori come la dieta, l'esercizio fisico e lo stress possano modificare l'espressione genetica, influenzando la longevità. Questa prospettiva epigenetica è particolarmente rilevante nel Cilento, dove lo stile di vita unico può offrire spunti su come l'ambiente e le scelte quotidiane influenzino la salute e la durata della vita.

## INTERAZIONE TRA FATTORI MULTIPLI

Infine, c'è un crescente consenso sul fatto che la longevità sia il risultato di un'interazione complessa di molti fattori. Genetica, epigenetica, stile di vita, dieta, esercizio fisico, ambiente e coesione sociale sono tutti elementi che contribuiscono alla longevità. Nel Cilento, la combinazione di questi fattori crea un ambiente quasi ideale per lo studio della longevità umana.

## CONCLUSIONI

I dibattiti e le teorie sulla longevità sono in continua evoluzione, e il Cilento offre un laboratorio naturale per esplorare queste questioni. Mentre la ricerca progredisce, è probabile che emergano nuove teorie e approcci, arricchendo la nostra comprensione di cosa significa invecchiare bene. Il Cilento, con la sua popolazione di anziani straordinariamente in salute, rimane un punto di riferimento cruciale in questo viaggio alla scoperta dei segreti della longevità.

# GENETICA ED EPIGENETICA DELLA LONGEVITÀ

## IL RUOLO DELLA GENETICA NELLA LONGEVITÀ CILENTANA

La genetica è un fattore fondamentale nella comprensione della longevità, e il Cilento offre un caso di studio straordinario per esaminare come i geni influenzino la durata della vita. In questa sezione, ci addentriamo nel ruolo specifico che la genetica svolge nella longevità dei suoi abitanti.

### GENEALOGIE DELLA LONGEVITÀ

Studi condotti sulle famiglie cilentane hanno mostrato una tendenza alla longevità che si trasmette di generazione in generazione. Questi studi genealogici suggeriscono che alcuni geni possono avere un impatto significativo sulla durata della vita. La ricerca si è concentrata su geni specifici associati a un metabolismo sano, una ridotta incidenza di malattie croniche e una maggiore capacità di riparare il DNA.

### VARIABILITÀ GENETICA E RESISTENZA ALLE MALATTIE

Nel Cilento, alcuni individui possiedono varianti genetiche che sembrano conferire una maggiore resistenza a condizioni come le malattie cardiache, il diabete e alcune forme di cancro. Queste varianti possono influenzare il modo in cui il corpo gestisce lo stress ossidativo, l'infiammazione e il metabolismo del colesterolo, fattori tutti collegati all'invecchiamento.

## LONGEVITÀ E POLIMORFISMI GENETICI

Una delle aree più promettenti di studio nel Cilento riguarda i polimorfismi genetici - piccole variazioni nel DNA che possono avere un impatto significativo sulla salute e sulla longevità. Gli scienziati stanno esaminando come questi polimorfismi influenzino processi come l'autofagia (il modo in cui le cellule rimuovono e riciclano componenti danneggiati), l'omeostasi del telomero e la risposta all'insulina.

## LA COMPLESSITÀ DELLA LONGEVITÀ GENETICA

Tuttavia, la relazione tra genetica e longevità è notevolmente complessa. Non esiste un singolo "gene della longevità", ma piuttosto un insieme di geni che, in combinazione con fattori ambientali e di stile di vita, determinano la durata della vita. Nel Cilento, questa complessità è evidente nel modo in cui le tradizioni culturali, la dieta e l'ambiente interagiscono con il patrimonio genetico degli individui.

La genetica della longevità nel Cilento non è solo una questione di ereditarietà di specifici geni, ma anche di come questi geni interagiscono con un ambiente unico e uno stile di vita salutare. Questa regione continua a essere un laboratorio naturale prezioso per la comprensione della genetica della longevità e offre spunti fondamentali per le ricerche future su come possiamo vivere vite più lunghe e più sane.

# IMPATTO DELL'EPIGENETICA E DELLO STILE DÌ VITA

Mentre la genetica fornisce il codice di base della vita, l'epigenetica e lo stile di vita modulano come questo codice viene espresso e influenzano significativamente la longevità. Nel Cilento, l'intreccio tra questi fattori offre una prospettiva unica per comprendere come possiamo influenzare la nostra salute e longevità.

## L'EPIGENETICA: LA REGOLAZIONE DELL'ESPRESSIONE GENICA

L'epigenetica si occupa delle modifiche chimiche del DNA e delle proteine associate che non cambiano la sequenza genetica ma influenzano l'attività dei geni. Queste modifiche possono essere influenzate da vari fattori, tra cui l'alimentazione, lo stress, l'attività fisica e l'esposizione ambientale. Nel Cilento, lo stile di vita tradizionale, che comprende una dieta mediterranea, attività fisica regolare e forte coesione sociale, può avere effetti positivi sull'epigenetica, promuovendo l'espressione di geni legati alla longevità e alla salute.

## DIETA E EPIGENETICA

La dieta mediterranea, ricca di frutta, verdura, cereali integrali, legumi, pesce e olio d'oliva, gioca un ruolo cruciale nell'epigenetica.

Componenti alimentari come gli acidi grassi omega-3, gli antiossidanti e le fibre possono influenzare l'attività epigenetica, riducendo l'infiammazione e proteggendo contro il danno ossidativo, entrambi fattori importanti nell'invecchiamento.

## ATTIVITÀ FISICA E MODIFICAZIONI EPIGENETICHE

L'attività fisica, un altro pilastro dello stile di vita cilentano, ha dimostrato di avere effetti positivi sull'epigenetica. L'esercizio fisico regolare può modificare l'espressione di geni legati all'invecchiamento, al metabolismo energetico e alla riparazione del DNA. Queste modificazioni epigenetiche possono contribuire alla salute cardiovascolare, alla regolazione del peso e alla prevenzione di malattie legate all'età.

## EFFETTI DELLO STRESS E DELLA COESIONE SOCIALE

Lo stress, sia fisico che emotivo, può avere un impatto significativo sull'epigenetica. Nel Cilento, lo stile di vita tende a essere meno stressante rispetto alle aree urbane più frenetiche. Inoltre, la forte coesione sociale e il supporto della comunità possono fornire un efficace rimedio contro gli effetti negativi dello stress, contribuendo a un ambiente favorevole per l'invecchiamento sano.

L'epigenetica e lo stile di vita sono fondamentali nella determinazione della longevità.

Nel Cilento, l'integrazione di una dieta salutare, attività fisica regolare e una forte coesione sociale crea un ambiente in cui l'espressione genetica può essere ottimizzata per la salute e la longevità. Questa regione continua a essere un modello per studiare come possiamo influenzare attivamente la nostra salute e longevità attraverso scelte di vita consapevoli.

# IL CILENTO E LE 5 ZONE BLU DEL MONDO

## PARALLELI TRA CILENTO E LE ZONE BLU DELLA LONGEVITÀ

Le Zone Blu sono regioni del mondo dove la gente vive in modo significativamente più lungo e più sano rispetto alla media. Esse includono aree come Okinawa in Giappone, la Sardegna in Italia, Loma Linda in California, la Penisola di Nicoya in Costa Rica e Ikaria in Grecia. Il Cilento, con la sua straordinaria longevità, si affianca a queste regioni come un altro esempio di eccezionale durata della vita. Esaminiamo i paralleli tra il Cilento e queste Zone Blu.

### DIETA E ALIMENTAZIONE

Una delle somiglianze più evidenti tra il Cilento e le Zone Blu è la dieta. Come nella Sardegna e a Ikaria, la dieta nel Cilento è una variante della dieta mediterranea, ricca di verdure, frutta, legumi, cereali integrali, pesce e olio d'oliva, con un consumo moderato di carne e prodotti lattiero-caseari. Questa dieta, bassa in calorie ma nutriente, è stata collegata alla riduzione del rischio di malattie croniche e all'allungamento della vita.

### STILE DI VITA ATTIVO

Il Cilento, come le altre Zone Blu, beneficia di uno stile di vita che incoraggia l'attività fisica naturale. Gli abitanti del

Cilento, simili a quelli di Loma Linda o della Penisola di Nicoya, mantengono uno stile di vita attivo che include lavoro fisico, passeggiate e altre attività quotidiane. Questo livello costante di attività fisica è un fattore chiave nella prevenzione di malattie e nel promuovere la longevità.

## COOPERAZIONE SOCIALE E COMUNITÀ

La coesione sociale e il forte supporto comunitario sono aspetti salienti sia nel Cilento che nelle Zone Blu. In queste aree, la vita familiare e comunitaria ha un ruolo centrale, offrendo supporto emotivo, sociale e persino economico. Questo senso di appartenenza e di essere parte di una rete di supporto più ampia è vitale per il benessere mentale e fisico.

## RITMO DÌ VITA E RIDUZIONE DELLO STRESS

Il ritmo di vita nel Cilento, così come nelle Zone Blu, tende ad essere più lento e meno stressante rispetto alle aree urbane. Questo approccio alla vita permette di ridurre i livelli di stress cronico, noto per contribuire a varie malattie e a un invecchiamento precoce.

## TRADIZIONI

Infine, il Cilento condivide con le Zone Blu un profondo rispetto per le tradizioni e la saggezza delle generazioni più anziane. Questa valorizzazione del passato e dell'esperienza degli anziani non solo rafforza i legami comunitari, ma contribuisce anche a trasmettere stili di vita e abitudini salutari attraverso le generazioni.

Il Cilento, con i suoi paralleli evidenti con le Zone Blu, offre un altro prezioso esempio di come dieta, stile di vita, coesione sociale e un approccio alla vita meno frenetico possano contribuire a una longevità eccezionale. Questi paralleli non solo rafforzano l'importanza di questi fattori nel promuovere la longevità, ma offrono anche ispirazione per politiche di salute pubblica e scelte di vita individuali in tutto il mondo.

# LEZIONI APPRESE DALLE COMPARAZIONI

La comparazione tra il Cilento e le altre Zone Blu del mondo non è soltanto un esercizio accademico, ma una fonte preziosa di lezioni che possono essere applicate per migliorare la salute e la longevità in tutto il mondo. Esaminando le somiglianze e le differenze tra queste aree, possiamo trarre insegnamenti fondamentali.

## IMPORTANZA DI UNA DIETA EQUILIBRATA E NATURALE

Una delle lezioni più evidenti è l'importanza di una dieta ricca di prodotti naturali, povera di cibi trasformati e bilanciata in termini di nutrienti. Nel Cilento, così come nelle altre Zone Blu, la dieta si basa su ingredienti freschi e locali, con un consumo elevato di verdure, frutta, cereali integrali e grassi sani. Questa alimentazione, legata alla riduzione del rischio di malattie croniche, è un pilastro fondamentale della longevità.

## ATTIVITÀ FISICA INTEGRATA NELLA VITA QUOTIDIANA

Un'altra lezione chiave è l'integrazione dell'attività fisica nella vita di tutti i giorni. Invece di esercizi strutturati in palestra, le persone nelle Zone Blu, inclusi gli abitanti del Cilento, mantengono un livello di attività elevato naturalmente attraverso il lavoro, il giardinaggio, le passeggiate e altre attività quotidiane. Questo stile di vita attivo contribuisce alla salute cardiovascolare e al benessere generale.

## LA FORZA DELLA COMUNITÀ E DELLE RELAZIONI SOCIALI

La forte coesione sociale e l'importanza delle relazioni familiari e comunitarie emergono come fattori cruciali. Il supporto sociale non solo migliora la salute mentale, ma è anche associato a una minore incidenza di malattie e a una maggiore longevità. Nel Cilento, come nelle altre Zone Blu, la comunità e la famiglia giocano un ruolo centrale nella vita quotidiana.

## RIDUZIONE DELLO STRESS E RITMO DI VITA SOSTENIBILE

Le Zone Blu, compreso il Cilento, mostrano l'importanza di un ritmo di vita che permette una riduzione dello stress cronico. La valorizzazione di momenti di relax, la meditazione, la preghiera o semplicemente il godersi la vita senza fretta sono pratiche comuni. Questo approccio alla vita contribuisce a una migliore qualità della stessa e a una riduzione dei fattori di rischio per diverse malattie.

## RISPETTO PER LE TRADIZIONI E PER L'ANZIANITÀ

Infine, l'importanza del rispetto per le tradizioni e per l'anzianità è una lezione comune. Nel Cilento, così come nelle altre Zone Blu, gli anziani sono rispettati e valorizzati, e le tradizioni culturali sono mantenute vive. Questo rispetto per il passato e per la saggezza degli anziani contribuisce a un senso di continuità e appartenenza essenziale per il benessere psicologico.

Le comparazioni tra il Cilento e le altre Zone Blu rivelano

che la longevità è il risultato di una combinazione di fattori interconnessi: dieta, attività fisica, coesione sociale, riduzione dello stress e rispetto delle tradizioni. Queste lezioni possono guidarci nella creazione di comunità più sane e in una maggiore attenzione alle politiche di salute pubblica, promuovendo stili di vita che supportano la longevità e il benessere.

# DIETA MEDITERRANEA CILENTANA PER DIMAGRIRE

## PRINCIPI DELLA DIETA MEDITERRANEA CILENTANA

La dieta mediterranea cilentana è più di un semplice regime alimentare; è un patrimonio culturale che racchiude in sé la saggezza di generazioni. Questa dieta, rinomata per i suoi benefici sulla salute e sulla longevità, è anche un'eccellente scelta per chi desidera perdere peso in modo sano ed equilibrato. Esaminiamo i principi fondamentali che rendono la dieta mediterranea cilentana un pilastro di benessere e salute.

### ALIMENTAZIONE NATURALE E NON PROCESSATA

Al centro della dieta mediterranea cilentana vi è il consumo di alimenti nella loro forma più naturale e meno processata. Questo include una grande varietà di verdure fresche, frutta, legumi, cereali integrali e frutta a guscio. Questi alimenti sono ricchi di nutrienti essenziali, fibre e antiossidanti, che contribuiscono alla sazietà e alla regolazione del metabolismo.

### USO MODERATO DÌ CARNE E PRODOTTI LATTIERO-CASEARI

A differenza di molte diete moderne ad alto contenuto proteico, la dieta cilentana limita il consumo di carne, in particolare quella rossa e lavorata, e promuove il consumo di pesce e pollame. I prodotti lattiero-caseari, come formaggi e yogurt, sono consumati con moderazione, preferibilmente nelle varianti a basso contenuto di grassi.

## OLIO D'OLIVA COME PRINCIPALE FONTE DI GRASSI

L'olio d'oliva extra vergine è la principale fonte di grassi nella dieta cilentana. Ricco di acidi grassi monoinsaturi e antiossidanti, l'olio d'oliva è utilizzato non solo per cucinare ma anche come condimento per insalate e verdure, sostituendo i grassi saturi e trans meno salutari.

## CONSUMO REGOLARE DI PESCE E FRUTTI DI MARE

La posizione costiera del Cilento favorisce il consumo regolare di pesce e frutti di mare, che sono fonti eccellenti di proteine magre e acidi grassi omega-3. Questi nutrienti sono essenziali per la salute del cuore, del cervello e per il controllo del peso.

## MODERAZIONE E VARIAZIONE

La dieta cilentana si basa sul principio della moderazione, sia nella quantità che nella varietà degli alimenti. Mangiare un'ampia varietà di alimenti assicura un apporto equilibrato di tutti i nutrienti necessari, mentre la moderazione nelle porzioni aiuta a mantenere il peso corporeo sotto controllo.

## VINO ROSSO IN MODERAZIONE

In linea con la tradizione mediterranea, un consumo

moderato di vino rosso è spesso incluso nei pasti. Ricco di polifenoli e antiossidanti, il vino rosso, consumato con moderazione, può avere benefici per la salute cardiovascolare.

## ATTIVITÀ FISICA COME COMPLEMENTO ALLA DIETA

Infine, la dieta cilentana è complementare a uno stile di vita attivo. L'attività fisica regolare, integrata nella vita quotidiana, è un componente essenziale per il successo di questa dieta nel controllo del peso e nel miglioramento della salute generale.

I principi della dieta mediterranea cilentana offrono un approccio equilibrato e sostenibile alla perdita di peso e alla salute a lungo termine. Incorporando questi principi nella vita quotidiana, è possibile godere dei benefici di una dieta ricca di nutrienti, gustosa e culturalmente ricca, che promuove il benessere fisico e mentale.

# METODI E STRATEGIE PER UN DIMAGRIMENTO EFFICACE

Adottare la dieta mediterranea cilentana per la perdita di peso non si limita solo a scegliere gli alimenti giusti; richiede un approccio olistico che include metodi e strategie per integrare efficacemente questo regime alimentare nella vita quotidiana. Ecco alcuni passaggi chiave per massimizzare l'efficacia della dieta mediterranea cilentana nel processo di dimagrimento.

## 1. PIANIFICAZIONE DEI PASTI, CONTROLLO DELLE PORZIONI E ORDINE DEL CIBO DURANTE IL PASTO

Una pianificazione accurata dei pasti è fondamentale. Preparare pasti bilanciati che includano una varietà di alimenti ricchi di nutrienti aiuta a evitare il consumo di cibi pronti o trasformati. È altrettanto importante controllare le porzioni per evitare di mangiare troppo, anche di cibi sani.

## ORDINE DEL CIBO PER IL CONTROLLO DELLA GLICEMIA POSTPRANDIALE

ANTIPASTO DI VERDURE CRUDE:
Iniziare il pasto con un'ampia varietà di verdure crude aiuta a introdurre fibre alimentari che possono ridurre l'assorbimento di zuccheri e grassi nel corso del pasto, contribuendo a un migliore controllo della glicemia.

PRIMO PROTEINE E GRASSI SANI:

Le proteine (come pesce, pollame o legumi) e i grassi sani (come avocado) dovrebbero seguire le verdure. Questi componenti sono essenziali per la sazietà e aiutano a rallentare l'assorbimento dei carboidrati, stabilizzando ulteriormente i livelli di zucchero nel sangue.

SECONDO:
Carboidrati Complessi: Concludere il pasto con carboidrati complessi (come cereali integrali o patate) assicura che l'assorbimento degli zuccheri avvenga più gradualmente, aiutando a mantenere la glicemia stabile nel tempo.

## 2. INTEGRAZIONE DÌ VERDURE IN OGNI PASTO

Le verdure dovrebbero essere al centro di ogni pasto, fornendo fibre, vitamine e minerali con poche calorie. Sperimentare con diverse verdure di stagione e metodi di cottura (come grigliare, arrostire o al vapore) può rendere i pasti più interessanti e soddisfacenti.

## 3. SCEGLIERE FONTI DÌ PROTEINE MAGRE

Includere regolarmente fonti di proteine magre come pesce, pollame, legumi e uova può aiutare a costruire e mantenere la massa muscolare magra, importante sia per il metabolismo che per la sazietà.

## 4. RIDURRE IL CONSUMO DÌ ZUCCHERI AGGIUNTI E CIBI RAFFINATI

Limitare i cibi con zuccheri aggiunti e carboidrati raffinati è cruciale. Questi alimenti possono contribuire all'aumento di peso e avere un impatto negativo sulla salute generale. Preferire cibi integrali e naturali è una scelta migliore per la salute e il controllo del peso.

## PATOLOGIE DERIVANTI DAL CONSUMO DÌ CIBO SPAZZATURA

Il consumo regolare di cibo spazzatura è associato allo sviluppo di varie patologie, tra cui:

- OBESITÀ:
L'eccesso di calorie e la mancanza di nutrienti essenziali contribuiscono all'aumento di peso e all'obesità.
- DIABETE DÌ TIPO 2:
L'alto contenuto di zuccheri e carboidrati raffinati può portare a resistenza insulinica.
- MALATTIE CARDIOVASCOLARI:
Grassi saturi e trans, comuni nel cibo spazzatura, aumentano il rischio di malattie cardiache.
- IPERTENSIONE:
L'elevato contenuto di sodio può contribuire all'ipertensione.
- DISTURBI GASTROINTESTINALI:
La mancanza di fibre può portare a problemi digestivi come stipsi e sindrome dell'intestino irritabile.
- DEPRESSIONE E ANSIA:
Dieta povera è stata collegata a un maggiore rischio di disturbi dell'umore.

La bassissima incidenza di patologie come obesità, ipertensione, malattie cardiovascolari, disturbi gastrointestinali, depressione e ansia negli ultracentenari (persone che hanno raggiunto o superato l'età di 100 anni) presenta caratteristiche interessanti, legate in gran parte alla loro straordinaria longevità e al loro stile di vita.

## OBESITÀ:

Tra gli ultracentenari, l'incidenza dell'obesità è generalmente bassa. Questo fenomeno può essere attribuito a vari fattori, tra cui un metabolismo naturalmente regolato, uno stile di vita attivo e abitudini alimentari equilibrate nel corso della vita. Inoltre, una predisposizione genetica favorevole può svolgere un ruolo.

## IPERTENSIONE:

L'ipertensione è una condizione comune tra gli anziani, ma negli ultracentenari potrebbe essere gestita meglio o presentarsi in forma meno grave. Ciò potrebbe essere dovuto a una combinazione di fattori genetici, uno stile di vita sano e una dieta equilibrata, come quella mediterranea, che è stata collegata a una migliore salute cardiovascolare.

## MALATTIE CARDIOVASCOLARI:

Sebbene l'età sia un fattore di rischio per le malattie cardiovascolari, molti ultracentenari sembrano essere protetti da gravi forme di queste condizioni. Questo potrebbe essere il risultato di uno stile di vita salutare, bassi livelli di stress cronico, una dieta sana e, in alcuni casi, fattori genetici protettivi.

## DISTURBI GASTROINTESTINALI:

Gli ultracentenari possono sperimentare disturbi gastrointestinali, ma questi sono spesso meno gravi rispetto ad altri gruppi di età. Dieta, idratazione adeguata e attività fisica regolare contribuiscono a mantenere un sistema digestivo sano.

## DEPRESSIONE E ANSIA:

Nonostante le sfide che possono accompagnare l'età avanzata, molti ultracentenari mostrano notevoli livelli di benessere psicologico. Questo può essere attribuito a fattori come una rete di supporto sociale robusta, un senso di scopo e appartenenza, e la capacità di adattarsi e trovare significato nelle esperienze di vita.

## 5. USO MODERATO DI GRASSI SALUTARI

Integrare la dieta con grassi sani, in particolare l'olio d'oliva extra vergine, ma fare attenzione alle quantità, poiché i grassi sono densi in termini calorici. L'uso moderato di grassi salutari può arricchire il gusto dei pasti senza aggiungere calorie eccessive.

## 6. MANTENERE L'IDRATAZIONE

Bere abbondante acqua è essenziale. L'acqua aiuta nella digestione, nella sazietà e nel mantenimento delle funzioni corporee ottimali. Evitare bevande zuccherate e limitare l'alcol a consumi moderati.

## COME DETERMINARE IL FABBISOGNO DÌ ACQUA GIORNALIERO

Per calcolare il fabbisogno di acqua giornaliero, puoi semplicemente moltiplicare il tuo peso corporeo per 0,03. Questa formula fornisce un'indicazione approssimativa di quanti litri d'acqua dovresti bere ogni giorno. Ad esempio, se pesi 70 kg, il tuo fabbisogno di acqua giornaliero sarebbe:

70 kg x 0,03 = 2,1 litri

Quindi, dovresti mirare a bere circa 2,1 litri d'acqua al giorno. Ricorda che questo è solo un valore approssimativo e il fabbisogno individuale di acqua può variare a seconda di altri fattori come l'attività fisica, il clima, la salute generale e altri aspetti della dieta.

E' importante ascoltare i segnali di sete del proprio corpo e aumentare l'assunzione di liquidi in condizioni di caldo estremo, durante l'esercizio fisico o in caso di malattie febbrili.

## 7. COINVOLGIMENTO ATTIVO E MINDFUL EATING

Essere consapevoli e presenti durante i pasti può aiutare a godere di più del cibo e a riconoscere i segnali di sazietà del corpo. Mangiare lentamente e senza distrazioni è un aspetto chiave del mindful eating.

### MANGIARE LENTAMENTE E SENZA DISTRAZIONI: UN ASPETTO CHIAVE DEL MINDFUL EATING

Il mindful eating, o mangiare consapevolmente, è un approccio all'alimentazione che enfatizza la piena attenzione e la consapevolezza durante i pasti. Un aspetto fondamentale di questa pratica è mangiare lentamente e senza distrazioni, che consente di sperimentare pienamente il cibo e di ascoltare i segnali del proprio corpo.

### MANGIARE LENTAMENTE

Mangiare lentamente non è solo una pratica di gusto, ma anche un importante strumento per migliorare la digestione e la salute generale. Quando si mangia lentamente:

## 1. MIGLIORE DIGESTIONE:
- Il processo di masticazione viene eseguito più accuratamente, il che facilita la digestione e l'assorbimento dei nutrienti.

## 2. AUMENTO DELLA SAZIETÀ:
- Mangiare lentamente consente al corpo di riconoscere i segnali di sazietà, riducendo così il rischio di sovralimentazione e contribuendo al controllo del peso.

## MANGIARE SENZA DISTRAZIONI

Mangiare senza distrazioni significa concentrarsi pienamente sul cibo, evitando di fare altre attività come guardare la TV, utilizzare il cellulare o leggere. Questo consente di:

## 1. APPREZZARE IL CIBO:
- Concentrarsi sui sapori, gli odori, le texture e i colori del cibo, aumentando il piacere del mangiare.

## 2. ASCOLTARE IL PROPRIO CORPO:
- Essere più sintonizzati con i segnali di fame e sazietà del proprio corpo.

## BENEFICI DEL MINDFUL EATING

Adottare un approccio di mindful eating ha numerosi benefici:

## 1. MIGLIORAMENTO DELLA RELAZIONE CON IL CIBO:

- Aiuta a sviluppare un rapporto più sano e equilibrato con il cibo, riducendo gli episodi di alimentazione emotiva o compulsiva.

2. BENEFICI PER LA SALUTE MENTALE:

- Riduce lo stress e l'ansia legati all'alimentazione e promuove un maggiore benessere psicologico.

## PRATICHE PER MANGIARE CONSAPEVOLMENTE

Per incorporare il mindful eating nella vita quotidiana:

### 1. PIANIFICA I PASTI:

- Dedicare tempo per mangiare in un ambiente tranquillo e confortevole.

### 2. ASCOLTA IL TUO CORPO:

- Mangia solo quando hai fame e smetti quando sei sazio.

### 3. ESPLORA I TUOI SENSI:

- Prenditi il tempo per notare l'aspetto, l'aroma e la consistenza del cibo.

Mangiare lentamente e senza distrazioni è un aspetto fondamentale del mindful eating, che promuove una migliore salute fisica e mentale. Attraverso la pratica di mangiare in modo consapevole, possiamo migliorare la nostra relazione con il cibo, ascoltare i segnali del nostro corpo e aumentare il nostro apprezzamento per i momenti quotidiani del pasto.

## 8. COMBINARE LA DIETA CON ATTIVITÀ FISICA REGOLARE

Infine, per un dimagrimento efficace, è essenziale combinare la dieta con un'attività fisica regolare.

L'esercizio fisico non solo aiuta a bruciare calorie, ma migliora anche la salute generale e il benessere.

L'attività fisica dovrebbe essere varia e adattata alle preferenze e alla condizione fisica individuale:

- ATTIVITÀ AEROBICA:
Camminare, nuotare, andare in bicicletta o jogging per migliorare la salute cardiovascolare.
- ALLENAMENTO DÌ FORZA:
Esercizi con pesi o yoga per mantenere la massa muscolare e migliorare la forza.
- FLESSIBILITÀ E EQUILIBRIO:
Stretching per migliorare l'equilibrio e la flessibilità.

L'adozione di questi metodi e strategie può rendere la dieta mediterranea cilentana uno strumento efficace per la perdita di peso. Con un approccio che bilancia sapientemente nutrizione, gusto e uno stile di vita attivo, è possibile raggiungere e mantenere un peso salutare, sfruttando i benefici complessivi per la salute che questa dieta offre.

# PIANO ALIMENTARE SETTIMANALE

## COME CALCOLARE IL PROPRIO FABBISOGNO CALORICO TOTALE GIORNALIERO

Calcolare il proprio fabbisogno calorico giornaliero è essenziale per comprendere quanta energia il tuo corpo necessita per mantenere il peso attuale, perderlo o aumentarlo. Il fabbisogno calorico dipende da vari fattori, come età, sesso, peso, altezza e livello di attività fisica. Uno dei metodi più comuni per calcolarlo è utilizzare la formula del Metabolic Rate (BMR) insieme al livello di attività fisica.

### 1. CALCOLO DEL BASAL METABOLIC RATE (BMR):

Il BMR rappresenta il numero di calorie che il tuo corpo brucia a riposo, esclusivamente per mantenere le funzioni vitali. Ci sono diverse formule per calcolare il BMR, tra cui la formula di Harris-Benedict è una delle più utilizzate:

- Uomini: BMR = 88.362 + (13.397 x peso in kg) + (4.799 x altezza in cm) - (5.677 x età in anni)
*uomo di 30 anni, alto 180 cm e del peso di 70 kg:*
BMR=88.362+(13.397×70)+(4.799×180)−(5.677×30)
BMR=1719 CALORIE

- Donne: BMR = 447.593 + (9.247 x peso in kg) + (3.098 x altezza in cm) - (4.330 x età in anni)

*donna di 25 anni, alta 165 cm e del peso di 60 kg:*
BMR=447.593+(9.247×60)+(3.098×165)−(4.330×25)
BMR=1405 CALORIE

## 2. MOLTIPLICARE IL BMR PER IL FATTORE DI ATTIVITÀ FISICA:

Dopo aver calcolato il BMR, moltiplicalo per un fattore che rappresenta il tuo livello di attività fisica per ottenere il tuo fabbisogno calorico totale giornaliero.

- Sedentario (poco o nessun esercizio): BMR x 1.2
- Leggermente attivo (esercizio leggero/sport 1-3 giorni a settimana): BMR x 1.375
- Moderatamente attivo (esercizio moderato/sport 3-5 giorni a settimana): BMR x 1.55
- Molto attivo (esercizio duro/sport 6-7 giorni a settimana): BMR x 1.725
- Super attivo (esercizio molto duro/sport e lavoro fisico): BMR x 1.9

## ESEMPIO PRATICO:

Supponiamo di avere una donna di 30 anni, alta 165 cm e pesante 60 kg, con un livello di attività fisica moderato:

- Calcolo BMR: 447.593 + (9.247 x 60) + (3.098 x 165) - (4.330 x 30) = 1.364,7 calorie (circa)
- Calcolo Calorie Giornaliere con Attività Fisica: 1.364,7 x 1.55 = 2.115,29 calorie (circa)

Quindi, il fabbisogno calorico totale giornaliero per questa donna sarebbe di circa 2.115 calorie.

Nota Bene:

Questi calcoli forniscono stime e possono variare in base a molti altri fattori, come la composizione corporea e il metabolismo individuale. Per un piano alimentare personalizzato e consigli specifici, è sempre consigliabile consultare un dietista o un biologo nutrizionista.

# CREAZIONE DÌ UN PIANO ALIMENTARE BASATO SULLA DIETA CILENTANA

Un piano alimentare efficace basato sulla dieta cilentana richiede una combinazione di tradizione, nutrizione e varietà. Questo piano settimanale è progettato per incorporare i principi della dieta mediterranea cilentana, enfatizzando l'uso di ingredienti freschi, locali e di stagione. Di seguito è proposto un esempio di piano alimentare settimanale.

Lunedì
- Colazione: Yogurt greco con miele e frutta fresca.
- Pranzo: Lenticchie, cicoria, pasta integrale e uovo.
- Cena: Alici e zucchine.

Martedì
- Colazione: Pane integrale tostato e avocado.
- Pranzo: Minestrone di verdure e vitello macinato.
- Cena: Pollo e insalata mista.

Mercoledì
- Colazione: Porridge d'avena con noci.
- Pranzo: Ceci, bietola, pasta integrale e formaggio di capra.
- Cena: Sgombro e melanzane.

Giovedì
- Colazione: Pane integrale tostato e uova strapazzate.
- Pranzo: Insalata di pomodori, tonno e riso integrale.
- Cena: Tacchino con asparagi.

Venerdì
- Colazione: Yogurt greco con frutta secca e miele.

- Pranzo: Fagioli, scarola, pasta integrale e parmigiano.
- Cena: Salmone e spinaci.

Sabato
- Colazione: Latte e avena.
- Pranzo: Pollo. Peperoni e melanzane.
- Cena: Pizza con base integrale, rucola e parmigiano

Domenica
- Colazione: Pancake integrali con miele e frutta.
- Pranzo: Pasta integrale con funghi, pomodoro e parmigiano.
- Cena: Bruschetta integrale di pomodori e formaggio di capra.

## CONSIGLI PER LA SETTIMANA
- Condimento:
Olio d'oliva, aceto di vino/mele e succo di limone.
- Snack Salutari:
Frutta fresca, noci, mandorle, carote con hummus, o una piccola porzione di parmigiano o formaggio di capra.
- Idratazione: Bere acqua regolarmente. È possibile includere un bicchiere di vino rosso.
- Adattabilità: Questo piano può essere adattato in base alle esigenze individuali, preferenze e stagionalità degli ingredienti.

Questo piano alimentare settimanale basato sulla dieta cilentana offre un equilibrio tra proteine, carboidrati e grassi sani, con un'enfasi sui prodotti freschi e naturali. È un esempio di come la dieta mediterranea, arricchita dalla ricca tradizione culinaria cilentana, possa essere deliziosa, varia e nutritiva, promuovendo al contempo la salute e il benessere.

# STRATEGIE PER PROMUOVERE LA LONGEVITÀ

## CONSIGLI PRATICI BASATI SULLO STILE DI VITA CILENTANO

La longevità nel Cilento non è solo una coincidenza fortunata, ma il risultato di uno stile di vita ben ponderato e di scelte quotidiane. Questa sezione esplora strategie e consigli pratici per integrare aspetti dello stile di vita cilentano nella routine quotidiana, promuovendo salute e longevità.

### 1. ALIMENTAZIONE NATURALE E BILANCIATA:

- Preferire alimenti freschi, non trasformati e di stagione.
- Incorporare abbondanti verdure, frutta, cereali integrali e legumi nella dieta.
- Limitare il consumo di carne rossa e aumentare quello di pesce e pollame.
- Usare l'olio d'oliva come principale fonte di grassi.

### 2. ATTIVITÀ FISICA QUOTIDIANA:

- Integrare l'attività fisica nella routine giornaliera, come camminare, fare giardinaggio o praticare sport leggeri.
- Evitare la sedentarietà: privilegiare le scale all'ascensore, fare passeggiate brevi durante le pause lavorative.

### 3. RIDUZIONE DELLO STRESS:

- Praticare tecniche di rilassamento come la meditazione, lo yoga o semplici esercizi di respirazione.

- Dedicare tempo a hobby e attività che rilassano e appassionano.

## 4. COSTRUIRE E MANTENERE RELAZIONI SOCIALI FORTI:
- Valorizzare e investire tempo in amicizie e relazioni familiari.
- Partecipare a eventi comunitari e attività di gruppo.

## 5. RISPETTO PER IL RIPOSO E IL SONNO:
- Assicurare un sonno di qualità e una routine regolare.
- Evitare l'esposizione a schermi e dispositivi elettronici prima di coricarsi.

## 6. APPREZZARE E RISPETTARE LA NATURA:
- Trascorrere del tempo all'aperto, in ambienti naturali, per beneficiare degli effetti positivi sulla salute mentale e fisica.
- Adottare pratiche sostenibili e rispettose dell'ambiente.

## 7. CULTURA E TRADIZIONI:
- Mantenere vive le tradizioni locali e familiari.
- Esplorare e apprezzare le arti, la musica e le storie che arricchiscono la cultura e lo spirito.

## 8. EDUCAZIONE CONTINUA E CRESCITA PERSONALE:
- Mantenere la mente attiva attraverso la lettura, l'apprendimento di nuove abilità e hobby.
- Essere aperti a nuove esperienze e conoscenze.

## 9. MODERAZIONE E BILANCIAMENTO:
- Vivere con moderazione, evitando eccessi sia nel cibo che nelle attività.

- Ascoltare il proprio corpo e rispettare i suoi limiti e bisogni.

## 10. GRATITUDINE E POSITIVITÀ:

- Coltivare un atteggiamento di gratitudine e positività.
- Celebrare i piccoli successi e apprezzare i momenti felici della vita.

# CONCLUSIONI



## RIEPILOGO DEI PRINCIPALI INSEGNAMENTI

Questo viaggio attraverso la "Longevità nel Cilento" ci ha permesso di esplorare gli angoli più nascosti di questa terra ricca di storia, tradizioni e segreti di una vita lunga e sana. Di seguito, un riepilogo dei principali insegnamenti che possiamo trarre da questa esplorazione.

1. LE RADICI DELLA LONGEVITÀ NEL CILENTO: La storia e la cultura del Cilento giocano un ruolo fondamentale nel modello di vita che promuove la longevità. L'eredità storica, le tradizioni e il legame con la terra hanno creato un ambiente unico, dove la salute e la longevità prosperano.

2. DIETA MEDITERRANEA E TRADIZIONI CULINARIE: La dieta cilentana, una variante della dieta mediterranea, è ricca di cibi naturali, freschi e non trasformati. L'accento è posto su frutta, verdura, cereali integrali, legumi, olio d'oliva e pesce, con un consumo limitato di carne. Questa dieta non è solo nutriente ma anche un'arte che celebra il cibo e la condivisione.

3. STILE DI VITA E ATTIVITÀ FISICA: L'attività fisica naturale e quotidiana è intrinseca allo stile di vita cilentano. Lavoro manuale, passeggiate, nuoto e altre attività fisiche sono parte integrante della vita quotidiana, contribuendo alla salute fisica e mentale.

4. RUOLO DELLA COMUNITÀ E DELLE RELAZIONI SOCIALI: Il senso di comunità e il forte supporto sociale nel Cilento sono pilastri fondamentali della longevità. Queste relazioni offrono sostegno emotivo, riducono lo stress e migliorano la qualità della vita.

5. IMPLICAZIONI DELLA GENETICA E DELL'EPIGENETICA: La ricerca ha dimostrato che la genetica e l'epigenetica giocano ruoli significativi nella longevità. Tuttavia, è l'interazione tra questi fattori genetici e lo stile di vita cilentano che crea un ambiente favorevole alla longevità.

6. LEZIONI DALLE ZONE BLU: Il Cilento condivide molte caratteristiche con le Zone Blu del mondo, aree dove la longevità è notevolmente alta. I paralleli tra questi luoghi sottolineano l'importanza di una dieta sana, dell'attività fisica, delle relazioni sociali e di un approccio allo stress e alla vita in generale.

7. APPLICAZIONI PRATICHE E ADATTAMENTI: Il modello di vita cilentano non è solo un ideale da ammirare, ma offre insegnamenti pratici che possono essere adattati e applicati in diverse realtà culturali e geografiche per promuovere la salute e il benessere.

In conclusione, "Longevità nel Cilento" non è semplicemente un libro sull'invecchiamento; è una celebrazione della vita, una guida su come viverla pienamente e in salute. Attraverso la comprensione della longevità nel Cilento, possiamo trarre insegnamenti che hanno il potere di trasformare il nostro approccio alla vita, alla salute e al benessere, indipendentemente da dove viviamo.

# FUTURO DELLA RICERCA SULLA LONGEVITÀ NEL CILENTO

Mentre chiudiamo questo viaggio esplorativo nella longevità nel Cilento, è importante riflettere sul futuro della ricerca in questo campo. Il Cilento, con la sua comunità unica di ultracentenari e il suo stile di vita distintivo, continua a offrire un terreno fertile per la ricerca scientifica e le indagini sulle cause della longevità.

1. APPROFONDIRE LA COMPRENSIONE GENETICA ED EPIGENETICA: Il futuro della ricerca prevede un'indagine più approfondita sui fattori genetici ed epigenetici che contribuiscono alla longevità nel Cilento. Ciò include lo studio di come specifici geni e la loro espressione siano influenzati dall'ambiente, dalla dieta e dallo stile di vita.

2. INTEGRAZIONE DI NUOVE TECNOLOGIE E BIG DATA: L'adozione di tecnologie avanzate come la genomica, la proteomica e l'analisi di big data può fornire nuove intuizioni sulla longevità. Queste tecnologie permetteranno di analizzare grandi set di dati per identificare modelli e correlazioni complesse tra stili di vita, fattori ambientali e salute.

3. FOCUS SU STILI DI VITA SOSTENIBILI E PREVENZIONE: La ricerca futura potrebbe concentrarsi su come gli aspetti sostenibili dello stile di vita cilentano contribuiscano alla salute e al benessere. Questo include la dieta a basso impatto ambientale, l'uso consapevole delle risorse e la coesione sociale.

4. COLLABORAZIONE INTERNAZIONALE E STUDI COMPARATIVI: Il confronto tra il Cilento e altre Zone Blu del mondo può continuare a offrire spunti preziosi. La collaborazione internazionale tra ricercatori favorirà uno scambio di conoscenze e migliori pratiche per promuovere la longevità.

5. EDUCAZIONE E DIVULGAZIONE: Un aspetto fondamentale del futuro della ricerca sarà l'educazione e la divulgazione delle scoperte. Condividere le conoscenze con il pubblico e i professionisti della salute può aiutare a promuovere stili di vita più sani su scala più ampia.

6. APPROCCIO OLISTICO ALLA SALUTE E ALLA LONGEVITÀ: La ricerca futura dovrebbe continuare a esplorare l'approccio olistico alla salute che caratterizza il Cilento, esaminando come fattori fisici, mentali, sociali e ambientali interagiscano per influenzare la longevità.

7. STUDI LONGITUDINALI E INTERGENERAZIONALI: Infine, studi longitudinali e intergenerazionali nel Cilento potranno fornire ulteriori informazioni su come la longevità si trasmetta e evolva all'interno di famiglie e comunità nel corso del tempo.

## CONCLUSIONI FINALI

Il futuro della ricerca sulla longevità nel Cilento è ricco di possibilità. Continuando a esplorare e comprendere i segreti di questa terra straordinaria, possiamo sperare di applicare queste lezioni non solo per migliorare la qualità e la durata della vita in questa regione, ma anche come modello per altre comunità in tutto il mondo.

## RICETTE TRADIZIONALI DEL CILENTO

Questa appendice è un viaggio culinario nel cuore del Cilento, dove ogni piatto racconta una storia, unendo tradizione, gusto e salute. Ecco alcune ricette tradizionali cilentane, famose per il loro sapore unico e i loro benefici nutrizionali.

1. ALICI MARINATE ALLA CILENTANA
   Ingredienti:
   - Alici fresche
   - Succo di limone
   - Aglio
   - Prezzemolo
   - Olio d'oliva extra vergine
   - Peperoncino (opzionale)

Preparazione: Pulire le alici e marinarle nel succo di limone con aglio, prezzemolo tritato e un filo d'olio. Lasciare riposare per alcune ore prima di servire.

2. FUSILLI AL FERRETTO CON SUGO DI POMODORO E BASILICO
   Ingredienti:
   - Fusilli al ferretto (pasta fatta in casa)
   - Pomodori freschi
   - Basilico
   - Aglio
   - Olio d'oliva extra vergine
   - Sale

Preparazione: Preparare un sugo con pomodori freschi, aglio, olio e basilico. Cuocere i fusilli al dente e condire con il sugo.

3. Cacioricotta con Fave e Cicoria
   Ingredienti:
   - Cacioricotta cilentano
   - Fave fresche o secche
   - Cicoria
   - Aglio
   - Olio d'oliva extra vergine
   - Sale

Preparazione: Cuocere le fave e la cicoria separatamente. In una padella, soffriggere l'aglio nell'olio, quindi aggiungere le fave e la cicoria. Servire con cacioricotta grattugiato sopra.

4. POLLO ALLA CILENTANA
   Ingredienti:
   - Pollo a pezzi
   - Olive nere
   - Capperi
   - Pomodorini
   - Vino bianco
   - Aglio
   - Olio d'oliva extra vergine
   - Sale e pepe

Preparazione: Rosolare il pollo con aglio e olio, aggiungere il vino e lasciar evaporare. Aggiungere pomodorini, olive e capperi e cuocere fino a cottura del pollo.

5. MELANZANE RIPIENE ALLA CILENTANA
   Ingredienti:
   - Melanzane
   - Pane raffermo

- Cacioricotta
- Pomodori freschi
- Aglio
- Prezzemolo
- Olio d'oliva extra vergine
- Sale e pepe

Preparazione: Svuotare le melanzane e cuocerle leggermente. Preparare un ripieno con pane raffermo, cacioricotta, pomodori, aglio e prezzemolo. Riempire le melanzane e cuocere in forno.

Queste ricette rappresentano solo una piccola selezione della vasta cucina cilentana, ricca di sapori, colori e storia. Ogni piatto è un'espressione dell'arte culinaria cilentana, che si affida alla qualità degli ingredienti locali e alla semplicità della preparazione, mantenendo al contempo un profondo rispetto per la tradizione.

# RINGRAZIAMENTI

In questa sezione, desidero esprimere la mia più profonda gratitudine a tutti coloro che hanno contribuito alla realizzazione di questo libro, un lavoro che esplora le meraviglie e i segreti della longevità nel Cilento. Senza il sostegno, l'ispirazione e il contributo di molte persone, questo progetto non sarebbe stato possibile.

## COLLABORATORI E ESPERTI:

Un ringraziamento speciale va ai numerosi esperti e professionisti del settore che hanno condiviso generosamente il loro tempo, conoscenze e competenze. Tra questi, vorrei menzionare:

- MEDICI DI MEDICINA GENERALE DEL TERRITORIO:
Desidero esprimere la mia più profonda gratitudine e il mio rispetto a tutti i Medici di Medicina Generale del territorio. Il loro impegno instancabile, la dedizione e la professionalità sono stati elementi fondamentali per il benessere e la salute della nostra comunità.

Grazie alla loro conoscenza approfondita e alla loro sensibilità, hanno offerto non solo cure mediche di qualità, ma anche supporto emotivo e umano ai loro pazienti. Hanno lavorato in prima linea, affrontando sfide quotidiane e dedicando la loro vita al servizio degli altri.

In un mondo dove la medicina si fa sempre più complessa e specializzata, il ruolo del Medico di Medicina Generale rimane cruciale. Essi sono i primi a entrare in contatto con i pazienti, a offrire diagnosi precoci e a guidarli nel percorso di cura, rappresentando un punto di riferimento costante e affidabile.

La loro capacità di ascoltare, comprendere e curare non solo i sintomi, ma la persona nella sua interezza, è una qualità rara e preziosa. Il loro contributo va ben oltre il trattamento delle malattie fisiche; essi svolgono un ruolo fondamentale nel promuovere la salute mentale e nel sostenere lo sviluppo di una comunità resiliente e informata.

Il mio sincero ringraziamento va quindi a tutti i Medici di Medicina Generale che, con la loro passione e il loro impegno, rendono il nostro mondo un luogo migliore. Grazie per la vostra abnegazione, il vostro lavoro è una fonte d'ispirazione e un modello di eccellenza nel campo della medicina.

## COMUNITÀ DEL CILENTO:
Un ringraziamento va anche agli abitanti del Cilento, che hanno aperto le porte delle loro case e condiviso le loro storie di vita. La loro ospitalità, saggezza e modo di vivere sono stati una fonte inesauribile di ispirazione.

## FAMIGLIA E AMICI:

Non posso dimenticare di ringraziare la mia famiglia e i miei amici per il loro incrollabile sostegno. Il loro amore, incoraggiamento e pazienza sono stati il mio faro durante il processo di scrittura.

LETTORI E SOSTENITORI:

Infine, desidero ringraziare voi, i lettori, che attraverso il vostro interesse e la vostra passione per la salute e il benessere, continuate a ispirare me e molti altri. Spero che questo libro possa fornirvi nuove intuizioni e ispirarvi a condurre una vita più lunga, più sana e più felice.

# SINOSSI

"Longevità nel Cilento" è un'esplorazione approfondita e affascinante di una delle regioni più straordinarie del Sud Italia, famosa per la notevole longevità dei suoi abitanti. Questo libro si immerge nella cultura, nella storia, nella cucina e nelle tradizioni del Cilento per scoprire i segreti di una vita lunga e sana.

La prefazione apre il libro, introducendo i lettori al magico mondo del Cilento, dove arte, storia e tradizioni si intrecciano con la vita quotidiana. La storia inizia con la tomba del tuffatore di Paestum, simbolo della connessione tra arte antica e il concetto di longevità. Il libro prosegue esaminando il concetto di longevità attraverso diverse lenti, dalla medicina alla nutrizione, dalla genetica alla filosofia.

Un capitolo chiave esplora il Parco Nazionale del Cilento, Vallo di Diano e Alburni, rivelando come la sua incredibile biodiversità e il suo paesaggio storico abbiano contribuito allo stile di vita unico dei suoi abitanti. Il libro affronta poi la storia evolutiva del Cilento, tracciando le sue radici dall'antichità ai giorni nostri e mettendo in luce le variazioni culturali e storiche che hanno plasmato la regione.

Un'analisi approfondita della dieta cilentana, considerata uno dei pilastri della longevità, rivela come i piatti tradizionali, ricchi di ingredienti freschi e naturali, contribuiscano alla salute e al benessere. Il libro esplora poi in dettaglio la storia culinaria del Cilento, descrivendo piatti tipici e ingredienti autoctoni e i loro benefici nutrizionali.

Un'analisi della vita media nel Cilento negli ultimi cento anni getta luce sui cambiamenti demografici e sui fattori che hanno contribuito alla notevole longevità della regione. Studi e ricerche sulla longevità vengono esaminati, insieme alle pratiche di stile di vita e ai fattori ambientali e sociali che influenzano la salute e la longevità.

Il libro conclude con una riflessione sul futuro della ricerca sulla longevità nel Cilento e offre una raccolta di ricette tradizionali cilentane. Infine, un ringraziamento caloroso ai collaboratori e agli esperti che hanno contribuito alla realizzazione del libro suggella questa esplorazione completa e coinvolgente della longevità nel Cilento.

"Longevità nel Cilento" non è solo una guida sulla salute e la nutrizione; è un viaggio nella storia, nella cultura e nel cuore di una delle regioni più affascinanti d'Italia.